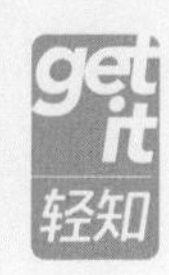

减糖瘦身133餐盘法

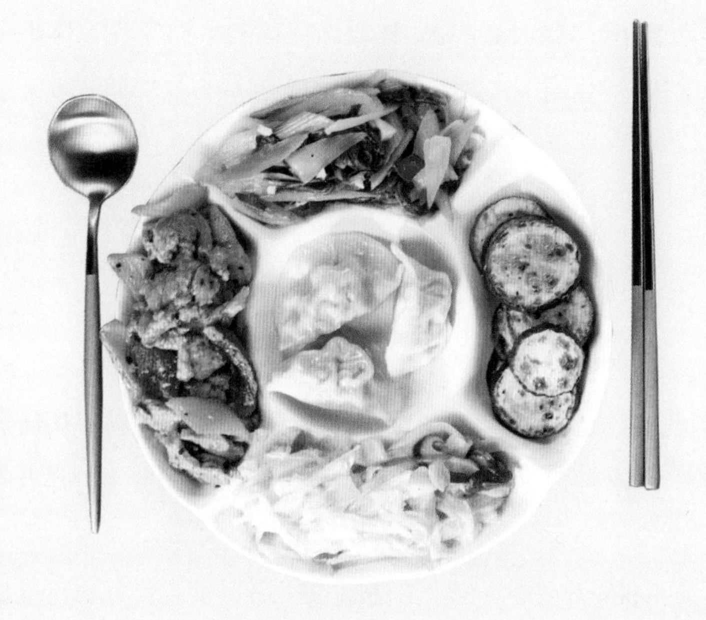

游能俊 周玉琴 著

中国轻工业出版社

前言

我是糖尿病医师，也曾经历糖尿病前期

我是代谢科医师，行医30年，照顾过许多糖尿病患者，也是糖尿病患者的家属，自己也曾经处于“糖尿病前期”。当时的我身高163厘米，体重却达78千克，BMI值接近30，已达医学认定的“肥胖”标准。后来我从饮食、运动着手，减重24千克，体重维持在53～54千克，体脂率在20%以下，并维持一年以上。这几年，我也用同样的方法协助许多人逆转糖尿病前期。

饥饿疗法，不再是治疗糖尿病的唯一方法

从事糖尿病治疗已30年，我很清楚饮食控制是很重要的一环。糖尿病治疗随着时代也在改变，但每天的饮食调控一直很重要。糖尿病饮食到底要怎么调整？大家普遍知道的是不喝含糖饮品、不吃甜食、少吃米面等淀粉类食物。

在胰岛素尚未批量生产的年代，限制食物尤其是淀粉类食物，或是采取饥饿疗法，可以让胖人一下子瘦很多，在缺乏有效药物的情况下，这是唯一的方法。在降糖药接连问世之后，人们发现不用挨饿也可以控血糖，不需要太过于限制糖类的摄取。当时的医学专家们达成的共识是，糖类在饮食中的比例应占45%～60%。直到1997年，1型糖尿病预防性试验运

用于1型糖尿病，当多吃淀粉时，只要多打胰岛素就可以将血糖控制住，“糖类比例法”开始降低严苛执行度。

2型糖尿病的饮食建议一直沿用相同的“糖类比例法”，直到2014年实证医学放弃该法，隔年又取消了对蛋类摄取的严格限制建议。

超重与肥胖在2型糖尿病患者中非常普遍，减重与2型糖尿病的预防及治疗有很大的关系。虽然学习计算热量、精算营养素比例对于普通人而言有困难，但在医学不主张“糖类比例法”之后，不同的饮食主张流派就多起来了，都是希望能达到控糖又减重的目的。

糖尿病家族史，不可忽视的高危险因素

2017年，我的糖化血红蛋白持续在上限临界值，正常的糖化血红蛋白应低于5.7%，5.7%～6.4%为糖尿病前期，超过6.5%是糖尿病。当时糖化血红蛋白达5.8%的我，正处于糖尿病前期，很适合测试食物对血糖的反应。我晨起的血糖大约落在5.3毫摩/升，在参考值范围内，但空腹血糖已经偏高了，饮食稍不控制，餐后血糖就会飙升。这样的状况对我来说有两个信号：一是自己的体重超标。二是我有糖尿病家族史，我的外祖母因糖尿病过世，之后，一位姨妈也去世了，两位都是很疼爱我的长辈，却都因为糖尿病去世；我的晚辈也有几位糖尿病患者。

从自我监测血糖到建立“133低糖饮食”

身为医疗人员，我每年都会进行健康检查，发现自己超重后，我更下定决心做改变，用靠谱的饮食及运动方法让身体更健康。我开始密集地自我监测血糖，标准测试包括餐前一次及用餐后每30分钟测一次，以

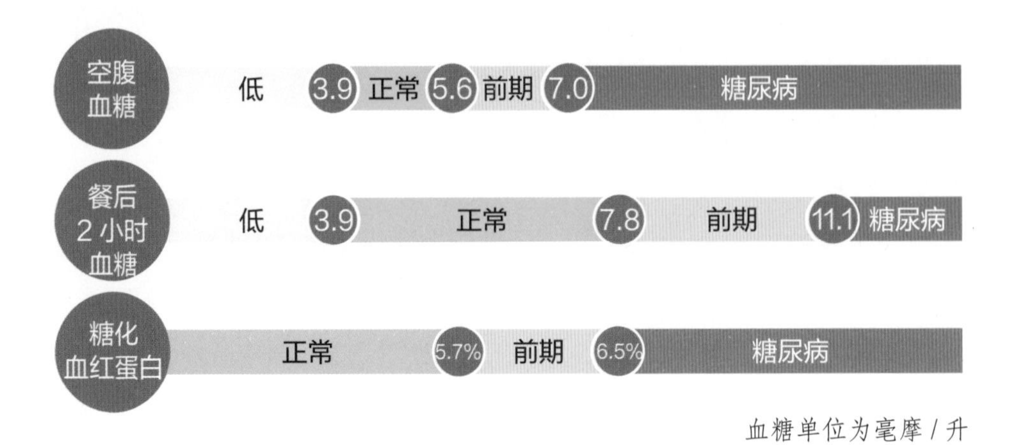

血糖单位为毫摩/升

观察含糖食物（在20分钟内吃完）对血糖的影响，包括比较白米与糙米引起的血糖变化，各种食物（包括水果、饮品、甜点等）对血糖的影响，并将结论用于卫生教育工作。

过去我一餐吃两碗饭，开始控糖之后，会因减量而不习惯或缺乏饱足感，后来慢慢调整过来。我比较提倡：饭先装好，例如半碗或更少，再把蔬菜、蛋白质往上加；先吃蔬菜和蛋白质食物，蔬菜等加2次（之后调整至吃完3次）才吃米饭。

当时有人提倡生酮饮食，但不当的生酮饮食会使体内产生过多的酮体而造成酮症酸中毒。酮症酸中毒是糖尿病的重症，需要住到加护病房。生酮饮食对于非糖尿病患者也会出现少数不良事件，而糖尿病患者自行执行生酮饮食可能更容易出问题，所以我一直反对生酮饮食。

2018年起，我们诊所开始根据身体的肌肉及脂肪量进行营养素分配，从一餐两份糖调整为一份。一份糖的餐后血糖更容易达到期望结果。对于糖尿病患者，在糖类、矿物质、维生素、蛋白质分量调整下，血糖改善达标、糖尿病药物减量、血脂控制良好、肾功能正常、体脂降低、肌肉量增加。根据这些监控指标，我们建立了“133低糖饮食”，也就是1份糖类食物、3份蔬菜、3份蛋白质食物的营养素配量，作为减糖饮食的建议。

糖尿病前期、减重者，执行后成效显著

我们的研究先从糖尿病患者开始，看到成效后，很快就运用于糖尿病前期及减重者的饮食教育，帮助了许多前来求诊的人。糖尿病前期不像糖尿病有标准的治疗指导，但是可以通过饮食调理来逆转代谢异常，延缓病情恶化。

根据我们设定的营养素配比，2周后就可以观察到身体肌肉脂肪组成的变化，尤其是对刚开始出现代谢失调的人，改善效果非常显著。通过改变饮食及养成运动习惯后，有些患者3个月就能减重10千克。2017年到现在，推动“133低糖饮食”已累计超过三万人次实证，也鼓励并指导运动调整，使许多人的体重降回年轻时期，活动力变好，更健康、更有自信。

执行“133低糖饮食”的身体变化

项目	控糖前	控糖后
糖化血红蛋白	5.8%	5.5%
体脂率	30%	15%
体重	78千克	54千克

集结厨师、营养师、护理师的优秀团队

感谢我的团队一直陪着我测糖，一直帮忙准备食物的是助理玉琴。

因为工作关系，我的午餐、晚餐都是在诊所餐厅享用，虽然平常用餐人数不多，但从采买、配备食材、变化菜式，玉琴一直在研发与创新。在我们的工作中，需要告诉患者一份糖的饭量大概是多少，特别是我要测血糖，食物必须称重才精准，所以她也学习了相关知识，并指导大家如何制作美味的一份糖菜式。每天早晨上班，我都需要来一杯咖啡，她为了让咖啡更美味，也学习了饮品调制。因此本书中的餐饮部分她给予了很多协助。

佳惠除了是护理师，也是“西餐丙级技术士”。奕映是营养师，在这本书中，她将每道餐盘中的所有材料实际称重并计算营养素，特别将糖类分为非蔬菜类和蔬菜类，净糖（扣除膳食纤维）才是会影响血糖的营养素。使用净糖量的运算方式，可些微上调碳水摄取量，而影响食物克数及血糖数值有限，读者可自行决定运用方式。蛋白质分为优质蛋白质（大豆、鱼、蛋、肉类）及其他来源，在标示上凸显食物提供蛋白质营养素的多样性。各章节中详述了许多营养与食物的知识，可以当工具书；想简化运用时，可以直接参考实用的餐盘比例原则。

成年人都适用的饮食法

“减糖瘦身133餐盘法”，是以1份糖、3份蔬菜、3份蛋白质进行分配，适合18岁以上的大多数成年人。青少年与孕妇，糖量需调高至2份；高龄老人原则上不用改变，而是根据牙口及食欲，调整食材与烹调方式。使用药物治疗的糖尿病患者，需要咨询专业医生，要特别留意避免低血糖。

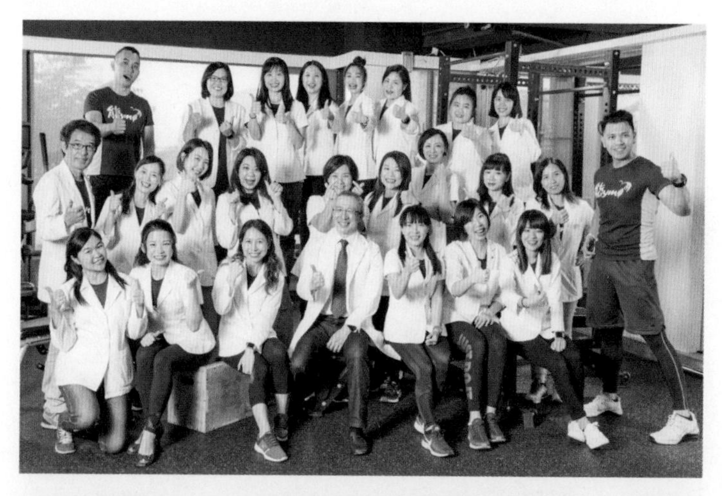

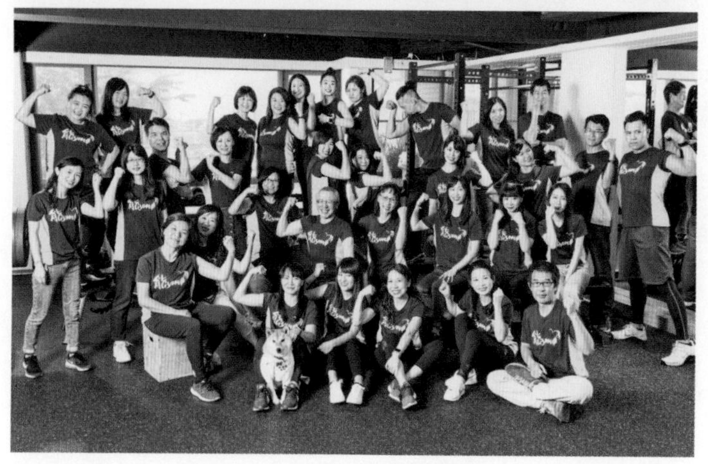

◆团队集结了厨师、护理师、营养师、健身教练等，从医疗、饮食、运动各方面照护大家的健康

“减糖瘦身133餐盘法”使用说明

糖类可分成“非蔬菜糖量”与“蔬菜糖量”，减糖主要是针对蔬菜以外的糖。不用担心一份糖的摄取量不足，因为在蔬菜、调料中，仍含有少量的糖。

糖类即碳水化合物，书中这两个名词会交替使用，或简称为“碳水”。低糖饮食相当于低碳水化合物饮食。

蛋白质来源分为“豆鱼蛋肉类”“非豆鱼蛋肉类”。米、面、蔬菜中也含有少量蛋白质，含量会列在“非豆鱼蛋肉类”中。

净糖才是会影响血糖的营养素。糖类含量－膳食纤维含量＝净糖量。

“133低糖餐盘”的“1”，指的是一份糖主食，为15克的碳水化合物。可参考书末列出的常见一份糖主食。

“133低糖餐盘”的第一个“3”，指的是3份蛋白质，每一份含蛋白质7克。书中每个餐盘设计含有3～5份蛋白质。
可利用手掌大小计算蛋白质分量，请参考书末附录。

“133低糖餐盘”的第二个“3”，指的是3份蔬菜。书中每个餐盘设计含有3～5份蔬菜。
煮熟的蔬菜约一碗半、未煮熟的生菜约300克，为一份糖。

注：本书中的“糖”有两种含义。一种指碳水化合物，如低糖饮食、一份糖；另一种指通常所指的甜味物质，如含糖食品、添加糖。——编者注

本书提供了60道料理、近50个“133低糖餐盘”示范，除了可以照着吃，也能自行掌握糖类、蛋白质、蔬菜的分量，安排自己的低糖餐盘。

注：餐盘中的装饰物不计入食材。

白米饭餐盘

热量	蛋白质	脂肪	糖类	膳食纤维	净糖量
677.2 千卡	33.5 克	44.5 克	44.6 克	11.7 克	32.9 克

豆鱼蛋肉类	非豆鱼蛋肉类	非蔬菜糖量	蔬菜糖量
22.2 克	11.3 克	21.9 克	22.7 克

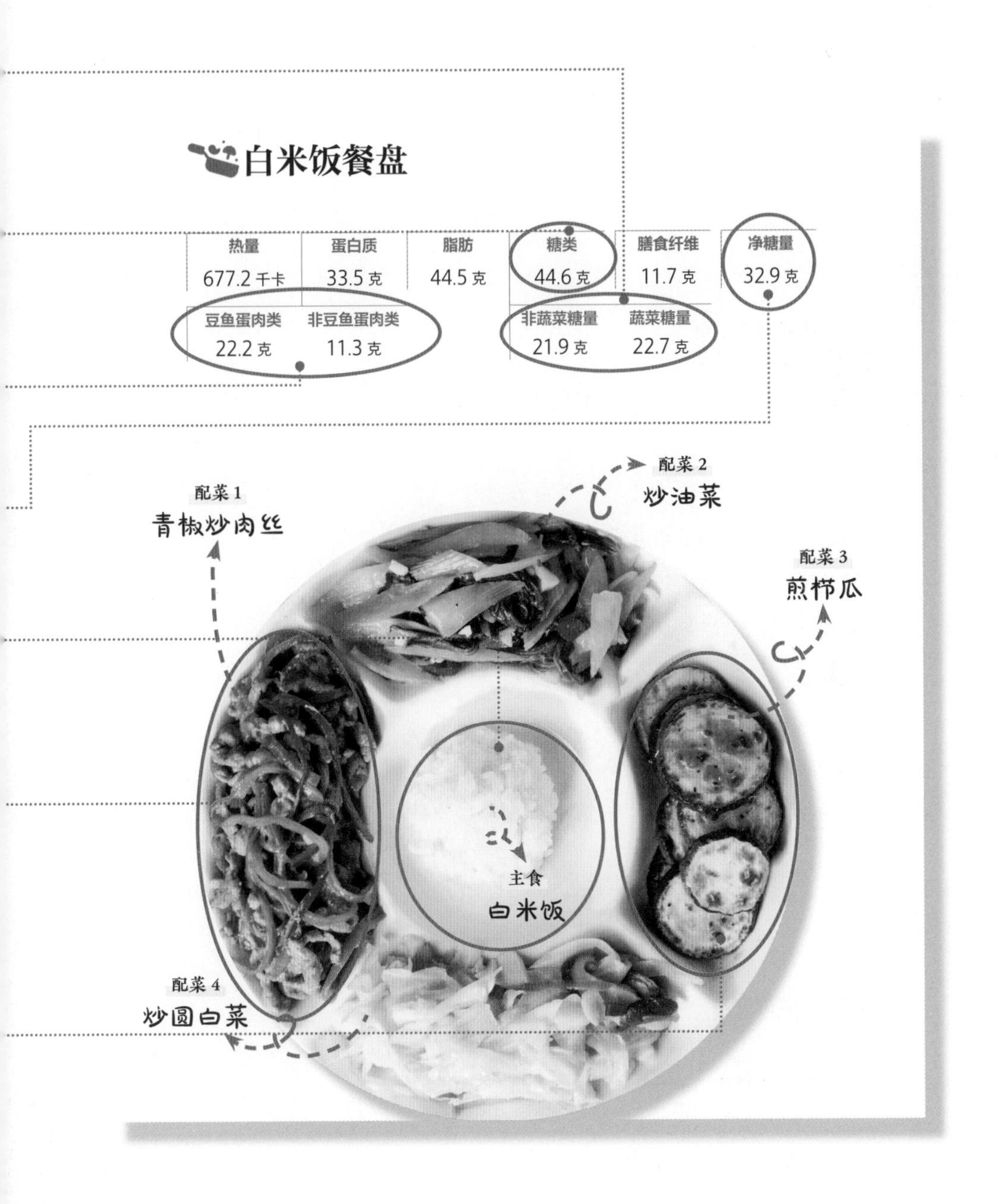

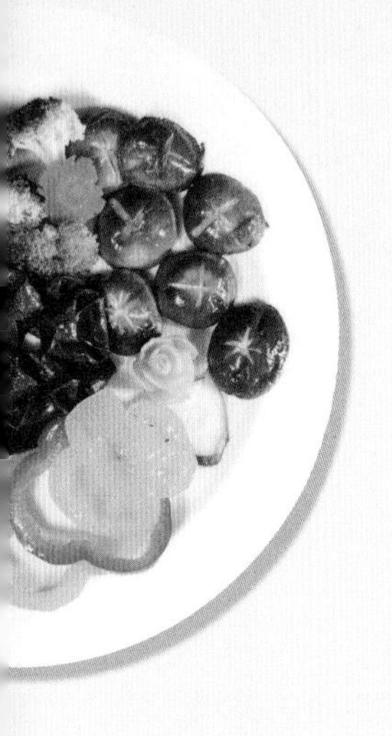
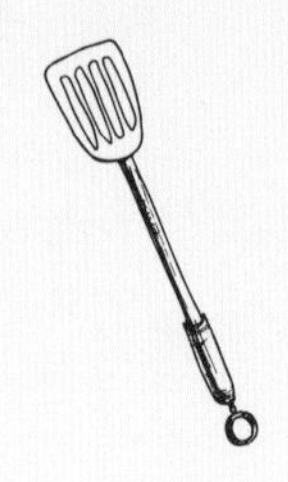

目录

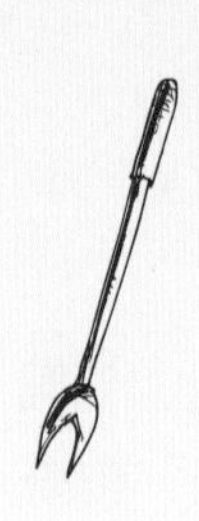

Part 1

中式小点，一份糖餐盘

一窥碳水的多样面貌【煎萝卜糕餐盘】 016

请专注于非蔬菜的糖【黑糖馒头餐盘】 019

蛋白质营养素从哪里来【小笼包餐盘】 022

食物脂肪不等于身体脂肪【水饺餐盘】 026

如何掌控空腹血糖值【肉包餐盘】 030

小心糖量“爆表”的早餐【葱抓饼餐盘】 034

豆浆好还是牛奶好【蔓越莓馒头餐盘】 038

港式点心这样吃，安心不“爆糖”【叉烧包餐盘】 042

Part 2

米饭和根茎淀粉，一份糖餐盘

米饭测试，启动了低糖饮食的研发【白米饭餐盘】 048

低糖身体不缺糖【卤萝卜】 052

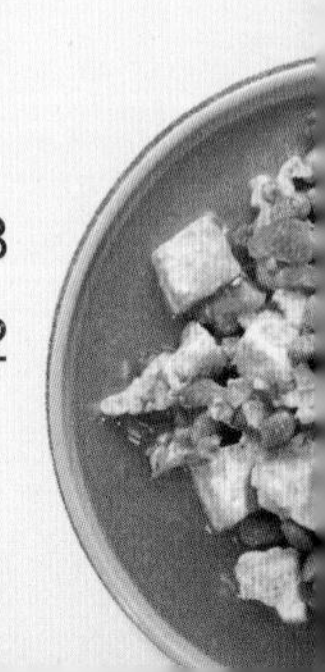

秋葵可以控血糖吗【秋葵大餐】 054
小心菜里的淀粉【南瓜蒸鳕鱼餐盘】 058
“升糖指数”重要吗【香煎红甘鲹佐土豆泥餐盘】 062
控糖量，来一碗粥也行【小米粥餐盘】 066
减少油脂的烹调方式【海鲜麦片粥】 069
抗性淀粉是什么【板栗红薯佐豆腐餐盘】 072
日式料理的低糖饮食【握寿司餐盘】 076
大豆制品比肉类更健康吗【卤鸡腿饭餐盘】 080
土豆品种丰富、食谱多【酸辣土豆丝】 084
营养丰富的加蛋汤料理【番茄鸡蛋豆腐汤】 086
大豆家族好搭多变化【什锦蔬菜炒豆包】 088

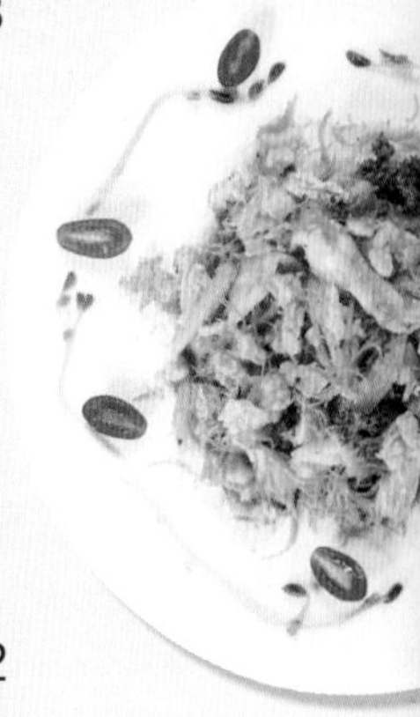

Part 3
面食料理，一份糖餐盘

不用计算，也能控好热量【海鲜粉丝汤餐盘】 092
进食顺序改变了什么【蔬菜干面佐香煎三文鱼餐盘】 096
吃饭比吃面更利于控血糖吗【炒泡面】 100
膳食纤维越多越好吗【番茄鸡蛋面餐盘】 103
自己“面对”好控糖【蔬菜干面佐时蔬餐盘】 106
意大利面是健康面食吗【挪威鲭鱼意大利面餐盘】 110
一人份的快煮餐【丝瓜文蛤面线】 114
这种“饭”可以多添一些【三文鱼意大利面】 116
外食面食的估糖方式【南瓜炒米粉】 118
韩式料理，需注意隐形碳水【泡菜鲷鱼排佐贝壳面餐盘】 121
白肉比红肉健康吗【牛肉面】 124
鱼不是只有蛋白质【烤三文鱼墨鱼面餐盘】 127
吃足蛋白质的素炒面【凉拌豆腐丝（面）】 131

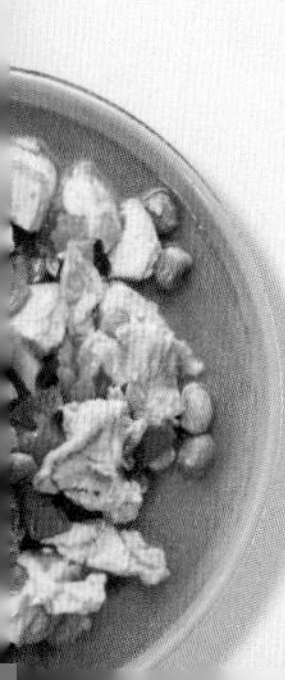

Part 4
沙拉轻食，一份糖餐盘

小心加工食物中的隐形糖和油【水果总汇餐盘】 136

早餐的饮品、配菜怎么选择【面包超人餐盘】 140

方便估准糖量的吐司【三色椒炒蛋佐吐司餐盘】 143

以水果替代一份糖主食【葡萄佐彩椒鸡腿餐盘】 147

生菜好还是熟菜好【牛油果沙拉餐盘】 151

一天可以吃几个鸡蛋【爱心荷包蛋佐时蔬餐盘】 154

吃不腻的百变蛋料理【欧姆蛋长棍面包餐盘】 158

素食有助控糖减脂吗【柿子蔬食餐盘】 162

西式餐饮也能不“爆糖”【小牛角面包餐盘】 166

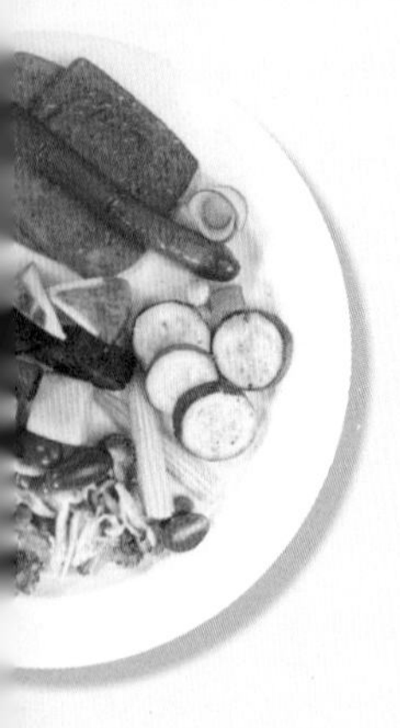

Part 5
水果的食用方式

水果的含糖量与甜味，不能和血糖画等号 172

水果该在什么时间吃 174

享用半份糖的综合水果 176

香蕉和其他钾含量高的水果 178

不易升糖的水果 180

真的有对糖尿病有益的水果吗 182

番茄，是可以多吃一点的食物 184

红瓤西瓜、黄瓤西瓜，哪个好 186

吃柚子要注意的用药事项 188

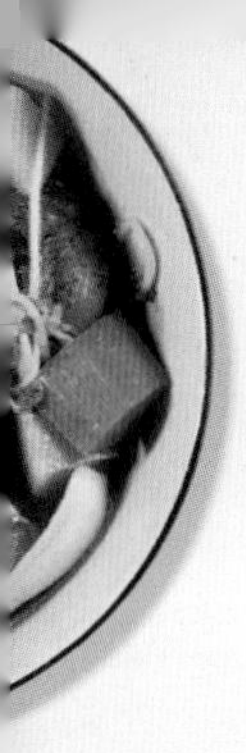

Part 6

一份糖的烘焙点心

奶油小餐包 192
玛德莲蛋糕 195
红豆沙蛋黄酥 198
凤梨酥 202
黑糖葡萄干燕麦饼干 205
柠檬奶酪球 208
葱油饼 211

后记/除了饮食，也请加入运动 214

附录1/快速掌握一份糖①——米面类
附录2/快速掌握一份糖②——根茎杂粮类&乳品类
附录3/快速掌握一份糖③——水果类
附录4/“豆鱼蛋肉类”的手掌测量法
附录5/糖尿病患者的控糖日记

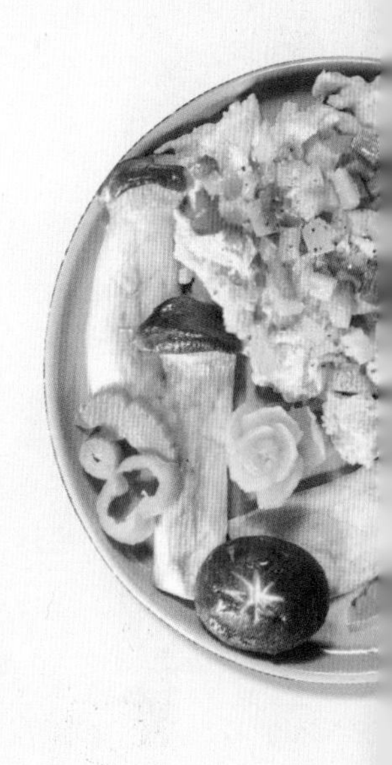

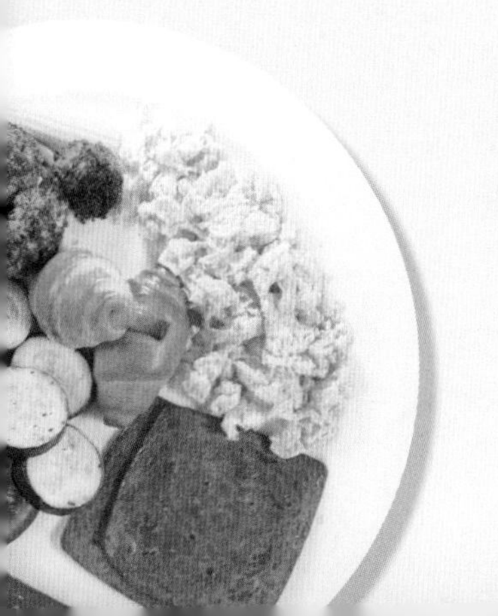

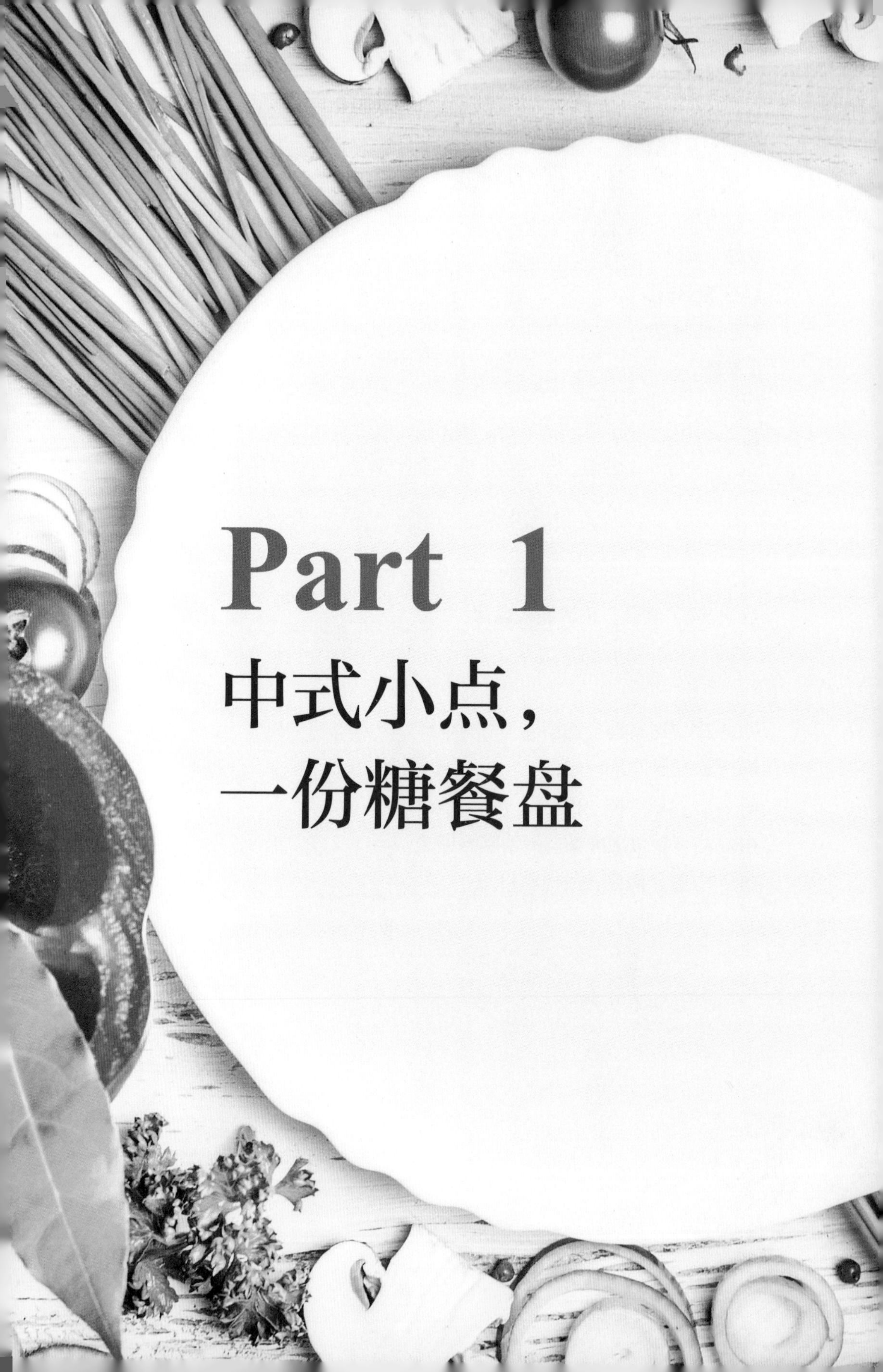

Part 1
中式小点，一份糖餐盘

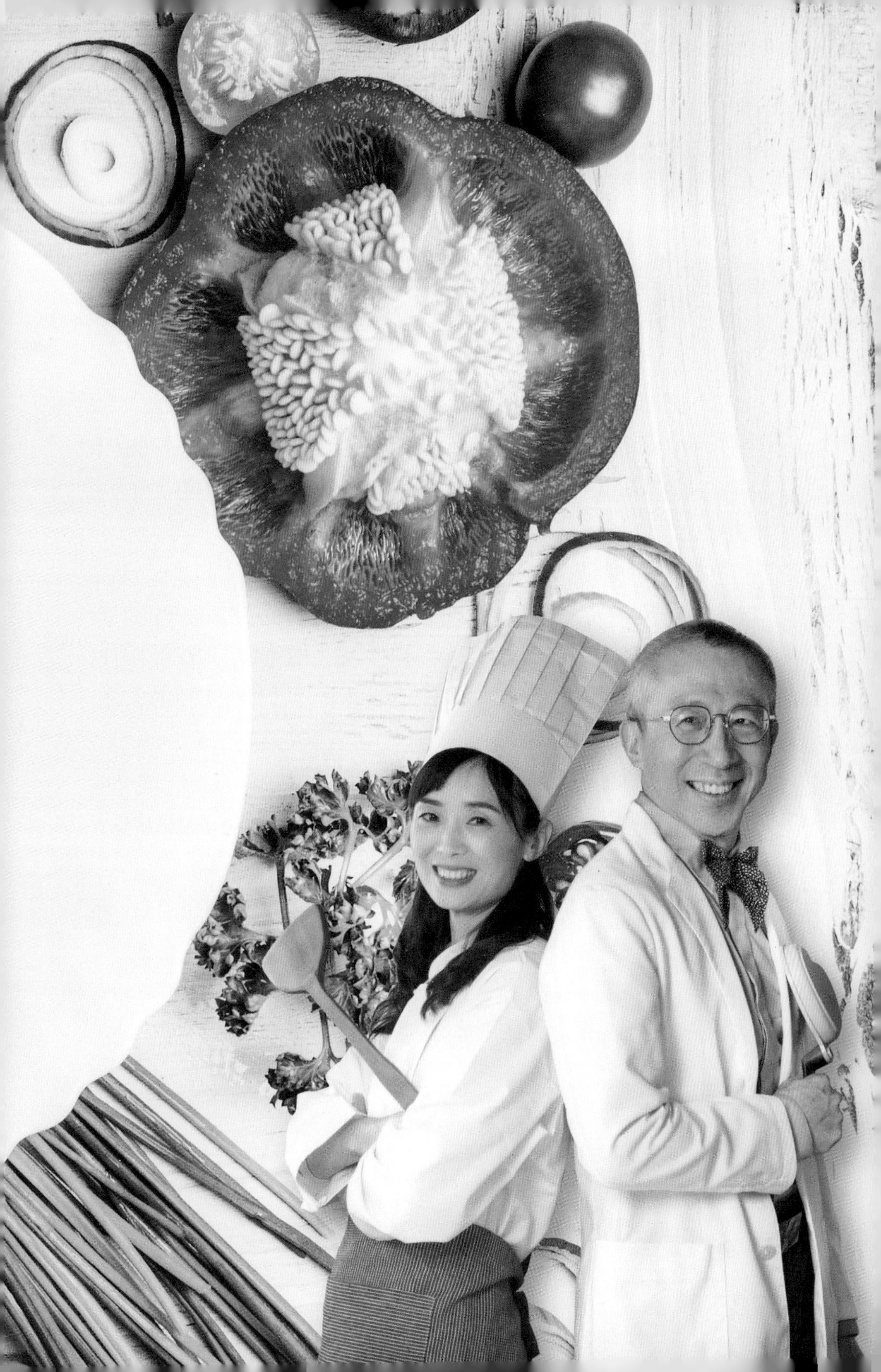

一窥碳水的多样面貌

“碳水化合物”这个名称涵盖了单糖（葡萄糖、半乳糖、果糖）、双糖（蔗糖、麦芽糖、乳糖）、多糖（直链淀粉、支链淀粉）、膳食纤维（水溶性、非水溶性），这其中多糖及膳食纤维难以消化，不会引起血糖大幅波动。

低糖饮食即低碳水化合物饮食，不过就食品标示而言，碳水化合物是更接近化学式的用词，因此，我们读到的标示会呈现：碳水化合物总量、其中的糖（添加或本身）及膳食纤维含量。“糖”这个字，广泛用于可以食用的糖，包括食物和一些保健品。在这本书中，我们会交替使用糖及碳水化合物（简称“碳水”）这两个名词。

糖也指食物本身或是添加的单糖及双糖，这类糖的分子量小，消化吸收迅速，短时期内就会使血糖上升。当我们说**“戒糖”，更多是指尽量少吃添加糖。**

净糖量并不是食品标示规范的要求，而是将总糖量（碳水化合物）扣除膳食纤维后的结果，呈现的才会是影响血糖上升的糖量，“一份糖”等于15克碳水化合物。在食谱示范中，会标示“糖类”与“净糖量”，糖类含量－膳食纤维含量＝净糖量，即会影响血糖的真实糖量。

煎萝卜糕餐盘

热量	蛋白质	脂肪	糖类	膳食纤维	净糖量
511.1 千卡	28.1 克	34.4 克	28.0 克	6.6 克	21.4 克

豆鱼蛋肉类	非豆鱼蛋肉类	非蔬菜糖量	蔬菜糖量
23.0 克	5.1 克	21.4 克	6.6 克

主食 煎萝卜糕

材　料｜萝卜糕90克。

调　料｜油1.5茶匙①。

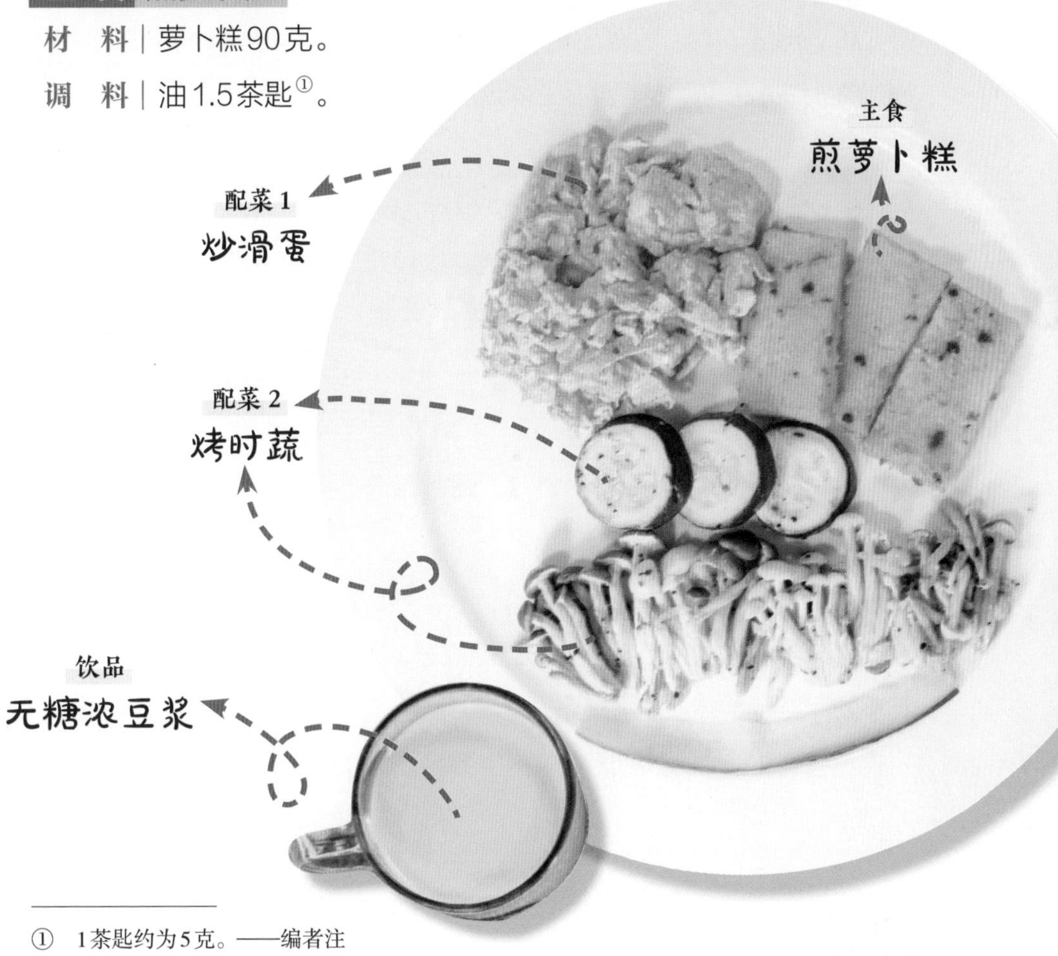

① 1茶匙约为5克。——编者注

做　法 |

1 萝卜糕平均切片，约1.5厘米。

2 中小火热油锅，手持铁锅将油布满锅子中间处，放入萝卜糕片油煎。目测萝卜糕片边缘呈金黄色后再翻面，避免过程中不断翻面，煎至两面金黄色即可。

配菜1 炒滑蛋

材　料 | 鸡蛋2个。

调　料 | 油1茶匙，盐适量，白胡椒粉少许。

做　法 |

1 鸡蛋打散，加适量盐与白胡椒粉调味。

2 热锅倒油，倒入蛋液快速炒至八分熟即可。

配菜2 烤时蔬

材　料 | 栉瓜30克，蟹味菇、白玉菇各50克。

调　料 | 油1茶匙，盐适量。

做　法 |

1 栉瓜洗净，切片；蟹味菇、白玉菇洗净，撕散。

2 栉瓜片与菇类拌上油与适量盐。

3 放入空气炸锅，以180℃炸8分钟即可。

饮 品

无糖浓豆浆250毫升。

请专注于非蔬菜的糖

蔬菜含糖（碳水化合物），但因膳食纤维对血糖影响小且缓和，所以才有蔬菜是“好糖”的说法。相对于“好”，那“坏”呢？我同意“好”的说法，但不认为有“坏”的食物或糖类，而是我们为了健康的目的，要学习掌控食用量。

米饭、面食（含面包）、糕点、奶类、水果、含糖饮品，对血糖的影响远高于蔬菜，而且非常容易摄取过量。过量的主因来自大众过往的生活习惯及环境。“主食”在不同餐饮文化中呈现的食物内容不同，亚洲人多指米饭、面食；西式餐饮的“主”餐盘，则是蛋白质食物。大众习惯以为“主”是主要、重要、最饱足、最大分量的意思，但就食物从咀嚼到胃肠道所需的消化吸收时间而言，蔬菜及蛋白质食物需要更长的时间。“减了米面就吃不饱”是种迷思与制约。减少主食其实可兼顾饱足及营养，只是在餐盘上的优先调整是增加蔬菜，同时留意蛋白质食物是否足量。

本书食谱以一份糖来呈现非蔬菜糖类的估算量，包括了大部分常见的含糖“主食”，例如黑糖馒头食谱中的馒头以30克估算，在计算蔬菜及所有食材后，净糖量为22克。非蔬菜糖类还计算了来自烹饪时调味的糖，例如酱油、乌醋；同样的方式，蒜、姜、辣椒会计算为蔬菜的含糖量，虽然占比不大。减糖主要还是要针对蔬菜以外的糖。糖摄取分量是未减糖前的1/8 ~ 1/4，建议入门者可以采取渐进减半的方式调整。

黑糖馒头餐盘

热量	蛋白质	脂肪	糖类	膳食纤维	净糖量
413.1 千卡	23.2 克	25.8 克	24.4 克	2.4 克	22.0 克

豆鱼蛋肉类	非豆鱼蛋肉类	非蔬菜糖量	蔬菜糖量
19.9 克	3.3 克	21.3 克	3.1 克

主 食 黑糖馒头

材 料｜冷冻黑糖馒头1/3个（约30克）。

配菜1 煎蛋火腿与德国香肠

材 料｜鸡蛋1个，火腿肉片2片（约40克），德国香肠1根（约40克）。

调 料｜油1.5茶匙。

做 法｜热锅倒入油，将鸡蛋、火腿肉片和德国香肠煎熟即可。

配菜2 煎栉瓜

材 料｜栉瓜40克。

调 料｜油0.5茶匙，盐适量，黑胡椒粒少许。

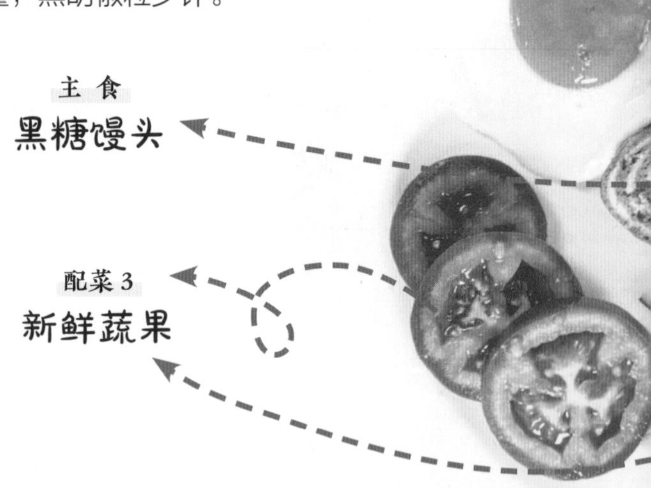

做　法｜

1 栉瓜洗净，切0.5厘米左右备用。

2 热油锅，小火慢煎栉瓜片至微焦后翻面。

3 两面都上色后，撒上盐、黑胡椒粒即可。

配菜3 新鲜蔬果

材　料｜小黄瓜20克，番茄50克。

饮 品

无糖意式咖啡1杯。

增加蔬菜量、留意蛋白质是否足量，即使减少主食，也能吃得饱足。

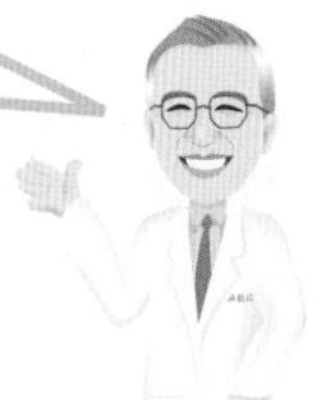

配菜1

煎蛋火腿与德国香肠

饮品

无糖意式咖啡

配菜2

煎栉瓜

蛋白质营养素从哪里来

食物中的蛋白质经消化吸收后，分解成氨基酸，提供肌肉新陈代谢的需求，也是身体能量来源之一。1克蛋白质和1克碳水化合物一样，约提供4千卡热量。豆、鱼、蛋、肉是主要的蛋白质食物，但米、面、蔬菜中也含有少量蛋白质，书中食谱将两类来源分开计算。

相较于糖类食物的升糖指数（即血糖生成指数，GI），蛋白质食物则以生物价的方式，来比较消化率和可利用率，数值越高代表消化利用越好。全蛋的生物价最高达94、鸡蛋黄96、鸡蛋白83、鱼83、牛肉76、猪肉74、熟黄豆64。人体有9种氨基酸必须由食物摄取获得，主要由高生物价的豆、鱼、蛋、肉类提供。奶类一样含高生物价蛋白质，但必须计算糖量。

书中食谱设计一餐3～5份高生物价蛋白质（即优质蛋白质），一份等于7克蛋白质，非豆鱼蛋肉类的蛋白质量也有体现，但这部分在蛋白质总量中占比不高。我们诊所对蛋白质摄取建议量为1.2～1.5克/千克体重；针对中重度肾功能减退者，下调为1.0～1.2克/千克体重。实际建议量的调整以测量的身体组成检查结果为依据。若以1.2克/千克体重（理想体重）计算，每天需要的蛋白质份数，身高150～159厘米约9份，160～165厘米约10份，165～170厘米约11份，170厘米以上每多5厘米增加0.5份，这样的蛋白质分量可以防止肌肉流失，同时达到减少或控制体脂的效果。

配菜1
炒滑蛋
配菜2
煎德国香肠
主食
小笼包
配菜4
烫时蔬
配菜3
素炒双菇
饮品
无糖红茶

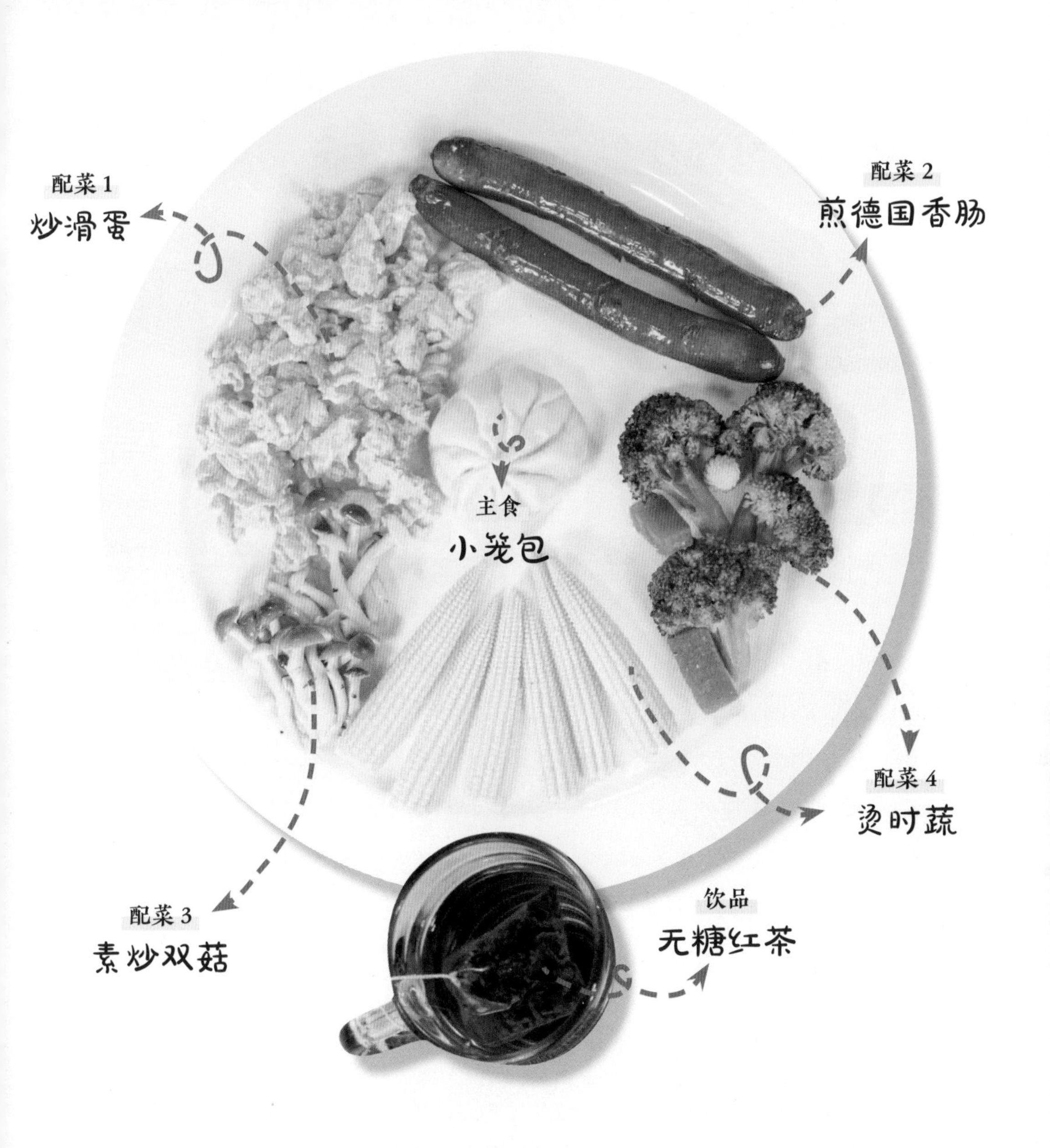

有运动习惯者，或低糖饮食调整的初期，为了获得饱足感可以再增量至1.5克/千克体重（理想体重），一天约可再加2.5份蛋白质。在“小笼包餐盘”中，包子内馅、鸡蛋、香肠提供的蛋白质36.1克（5份），属于豆鱼蛋肉类，另外蔬菜含有少量蛋白质约4.3克。估量运用时建议以优质蛋白质为主，蔬食者无法由豆蛋满足蛋白质需求，建议补充高蛋白配方。

小笼包餐盘

热量	蛋白质	脂肪	糖类	膳食纤维	净糖量
664.4 千卡	40.4 克	45.1 克	29.7 克	5.2 克	24.5 克

豆鱼蛋肉类	非豆鱼蛋肉类	非蔬菜糖量	蔬菜糖量
36.1 克	4.3 克	21.3 克	8.4 克

主 食 小笼包

冷冻小笼包1个（约35克）。

配菜1 炒滑蛋

材　料｜鸡蛋3个。

调　料｜油1茶匙，盐适量，白胡椒粉少许。

做　法｜

1 鸡蛋打散，加入适量盐与白胡椒粉调味。

2 热锅倒油，倒入蛋液快炒至八分熟即可。

配菜2 煎德国香肠

材　料｜德国香肠2根。

调　料｜油0.5茶匙。

做　法｜热锅倒入油，将德国香肠煎熟即可。

配菜3 素炒双菇

材　料｜蟹味菇、白玉菇各25克。

调　料｜煎德国香肠后的剩油，盐适量。

做　法｜

1 蟹味菇、白玉菇洗净，撕散。

2 热油锅，炒熟蟹味菇与白玉菇后加入适量盐调味即可。

配菜4 烫时蔬

材　料｜西蓝花50克，玉米笋50克，胡萝卜2克（装饰用）。

调　料｜油0.5茶匙，盐适量。

做　法｜

1 西蓝花洗净，切小朵；胡萝卜洗净，切小块。

2 所有食材烫熟后，捞起沥干，加入油、盐拌匀即可。

饮品

无糖红茶1杯。

人体有9种氨基酸必须由食物摄取获得，主要由高生物价的豆、蛋、鱼、肉类提供。

食物脂肪不等于身体脂肪

脂肪是宏量营养素之一，脂肪酸也是人类必需的营养素。1克脂肪提供9千卡热量，无油烹调会大大减少食用油，但无法从食物中获得完整的脂肪酸，会造成营养失衡。“饱和”“单不饱和”“多不饱和”是脂肪酸的分法，除了烹调用油外，三类脂肪酸也普遍同时存在于蛋白质食物中，例如鸡蛋约含35%的饱和脂肪酸、44%单不饱和脂肪酸、21%多不饱和脂肪酸，黄豆的脂肪中有80%以上的多不饱和脂肪酸。动物制品饱和脂肪酸较多，植物制品则多为不饱和脂肪酸。

书中仅呈现脂肪总量，并不刻意区分不同脂肪酸占比，主要原因是，这三类脂肪酸皆综合在油品及蛋白质食物中。先照顾饮食荤素偏好，再平衡油品选择，是简便有效的方法。荤食者已经从动物食物中摄取了较多的饱和脂肪酸，油品就应该交替使用不饱和脂肪酸为主的植物油。不吃蛋类的素食者，油品就可使用少量含饱和脂肪酸的植物油（如椰子油、棕榈油）。

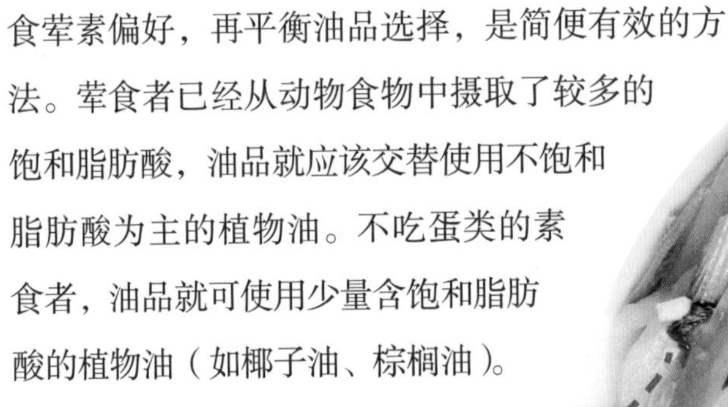

至于控制脂肪摄取量，主要是针对体重进行调整。挑选脂肪含量较低的食物，少用煎炸烹调，都能帮助热量控制。热量控制要同时注意来自坚果、种子的脂肪。热量当然来自餐桌上所有食物，包括糖类、蛋白质食物。烹调或是肉品选择，尽量每天三餐利用交替的方式取得平衡，避免餐餐油腻或是每餐无油，厨房油品可以备至少2种。以“水饺餐盘”的食谱为例，总脂肪65.5克，热量590千卡，占总热量的2/3，如果将所有蔬菜和肉片一起用2茶匙油炒，烹调油就会减少22.5克，热量就降低了200千卡。

水饺餐盘

热量	蛋白质	脂肪	糖类	膳食纤维	净糖量
875.0千卡	37.1克	65.5克	41.8克	10.8克	31.0克

豆鱼蛋肉类	非豆鱼蛋肉类	非蔬菜糖量	蔬菜糖量
27.4克	9.7克	19.9克	21.9克

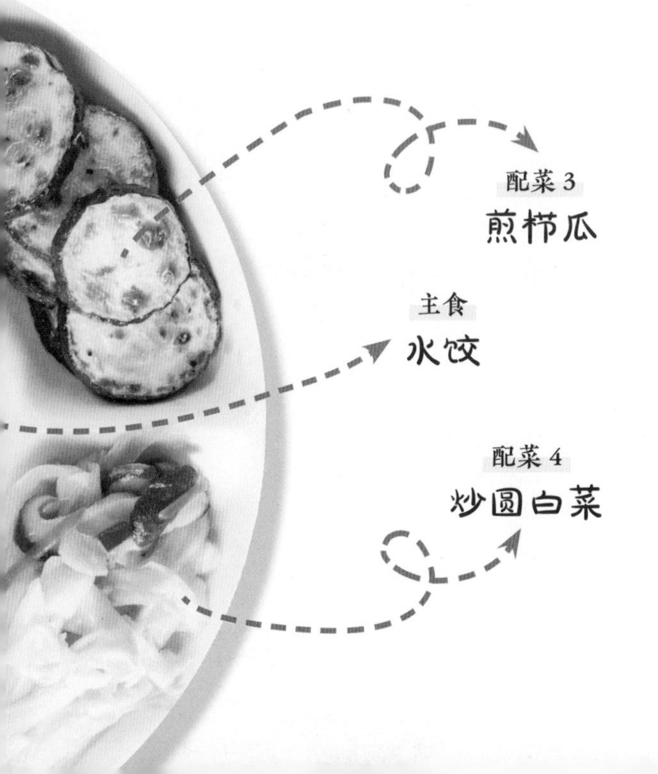

主 食 水饺

材　料｜冷冻猪肉水饺大颗3个（含内馅约65克）。

配菜1 彩椒炒肉片

材　料｜猪肉片105克，红彩椒片、黄彩椒片各45克。

调　料｜油2茶匙，蒜末3克，淀粉1茶匙，酱油9克，米酒5克，黑胡椒粒少许。

做　法｜

1 腌猪肉片，用酱油、米酒、淀粉、黑胡椒粒、蒜末一起抓腌15~20分钟。

2 红彩椒片、黄彩椒片焯烫2分钟后捞起备用。

3 热锅放油大火炒肉片30秒，倒入烫好的彩椒片拌匀即可。

配菜2 炒油菜

材　料｜油菜200克。

调　料｜油2茶匙，蒜末4克，红辣椒末2克，盐适量。

做　法｜

1 油菜洗净，切段备用。

2 热锅放油，爆香蒜末、红辣椒末，倒入油菜段，转大火快炒片刻，加盐调味即可。

配菜3 煎栉瓜

材　料｜栉瓜100克。

调　料｜油1茶匙，盐适量，黑胡椒粒少许。

做　法｜

1 栉瓜洗净，切0.5厘米左右备用。

2 热油锅，小火慢煎栉瓜片至微焦后翻面。

3 两面都上色后，撒上盐、黑胡椒粒即可。

配菜4 炒圆白菜

材　料｜圆白菜100克，鲜香菇30克，胡萝卜丝5克。

调　料｜油1.5茶匙，蒜末5克，盐适量。

做　法｜

1 鲜香菇洗净后切片，圆白菜洗净后切丝。

2 煎锅倒油，爆香蒜末，炒香菇片及胡萝卜丝，再加入圆白菜丝。

3 加盐拌炒，调味起锅即可。

尽量每天三餐利用交替的方式取得脂肪摄取平衡，避免餐餐油腻或是每餐无油，厨房油品可以同时有两种以上轮换使用。

如何掌控
空腹血糖值

人在入睡不再进食状态下，刚起床时，空腹血糖是整天血糖调控的起点。如果血糖未能控制在7.2毫摩/升以下，要优先咨询医生找出原因，进行必要的治疗调整，包括用药。

糖尿病控制良好的标准，糖化血红蛋白必须小于6.5%，而大家熟悉的7.0%，事实上指的是“必须加强改善”。当空腹血糖已经达标，所要专注的就是避免餐后血糖峰值高过10.0毫摩/升，峰值一般落在30～60分钟。至于糖化血红蛋白5.7%～6.4%或空腹血糖5.6～6.9毫摩/升，诊断为糖尿病前期的人，餐后血糖峰值的目标是低于7.8毫摩/升，这样才有机会逆转至糖化血红蛋白小于5.7%。

上述的血糖峰值控制，并不需要每次进食都达成，但要尽可能减少血糖波动。糖化血红蛋白反映的是血糖和红细胞上的血红蛋白发生糖化反应的综合结果。这包括了每次进食影响的4小时，加上一天8～12小时不受进食影响的时段。对空腹血糖越高的人，就必须让餐后血糖峰值越低，才能达到较佳的综合数值。照顾健康固然重要，但毕竟饮食要兼顾饱足感及味道，餐桌上的佳肴也不该千篇一律。低糖饮食，学习将餐后血糖峰值掌控十之八九，将控糖之路融入生活。

肉包餐盘

热量	蛋白质	脂肪	糖类	膳食纤维	净糖量
611.8 千卡	38.4 克	41.1 克	29.7 克	8.3 克	21.4 克

豆鱼蛋肉类	非豆鱼蛋肉类	非蔬菜糖量	蔬菜糖量
33.1 克	5.3 克	19.8 克	9.9 克

饮品
无糖浓豆浆
配菜 3
素炒双菇
配菜 2
煎栉瓜
主食
肉包
配菜 1
炒滑蛋
配菜 4
烫时蔬

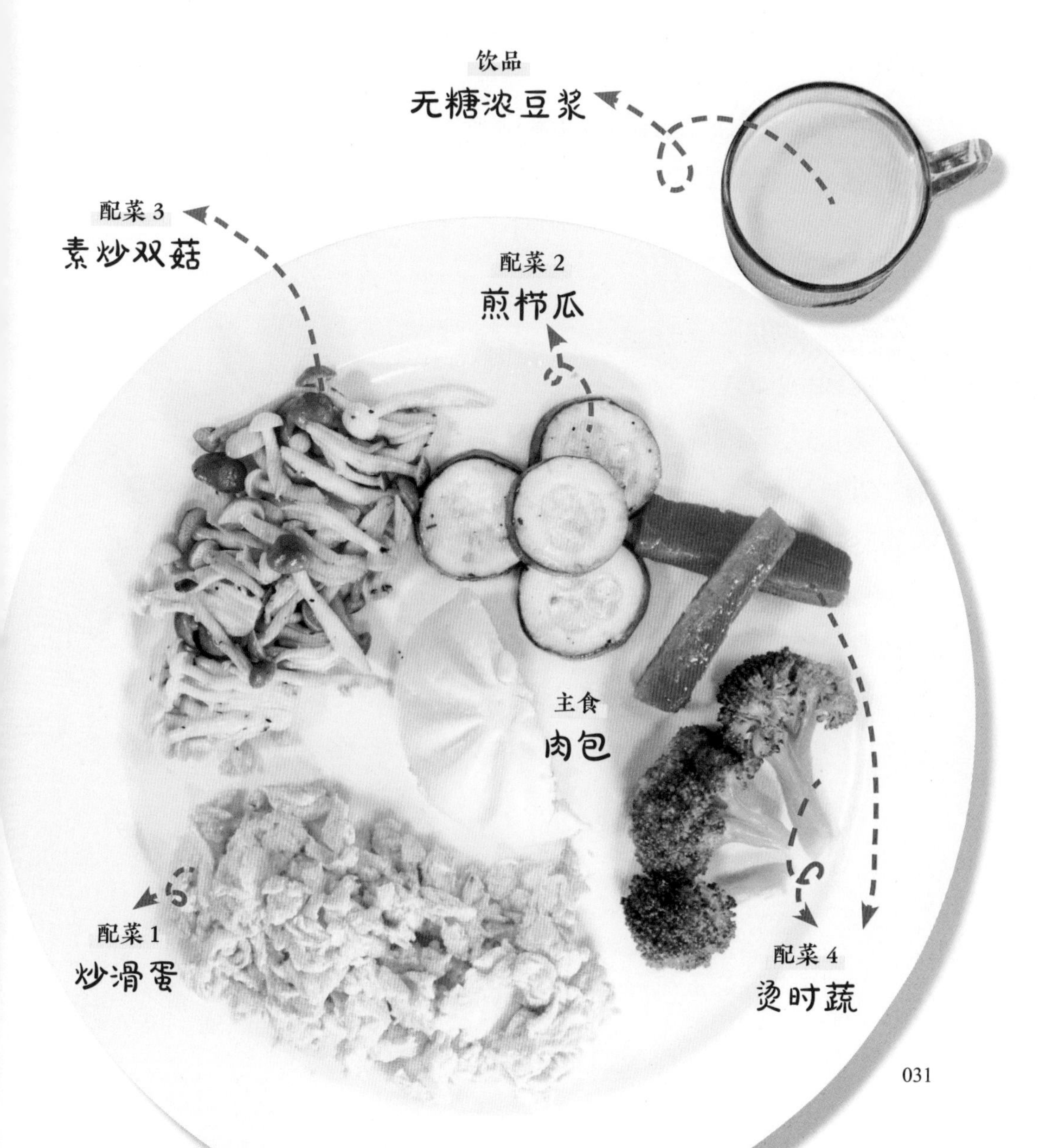

主食 肉包

材　料｜冰冻肉包半个（约40克）。

配菜1 炒滑蛋

材　料｜鸡蛋3个。

调　料｜油1茶匙，盐、白胡椒粉各适量。

做　法｜

1 鸡蛋打散，加入适量盐与白胡椒粉调味。

2 热锅倒油，倒入蛋液快速炒至八分熟即可。

配菜2 煎栉瓜

材　料｜栉瓜40克。

调　料｜油0.5茶匙，盐适量，黑胡椒粒少许。

做　法｜

1 栉瓜洗净、切0.5厘米左右备用。

2 热油锅，小火慢煎栉瓜片至微焦后翻面。

3 两面都上色后，撒上盐、黑胡椒粒即可。

配菜3 素炒双菇

材　料｜蟹味菇、白玉菇各50克。

调　料｜油1茶匙，盐适量，黑胡椒粒少许。

做　法｜

1 蟹味菇、白玉菇洗净，撕散。

2 热油锅，炒熟蟹味菇与白玉菇，加入适量盐、黑胡椒粒调味即可。

配菜4 烫时蔬

材　料｜西蓝花50克，胡萝卜10克。

调　料｜橄榄油0.5茶匙，盐适量。

做　法｜

1 西蓝花洗净，切小朵；胡萝卜洗净，切小块。

2 所有食材烫熟后，捞起沥干，加入油、盐拌匀即可。

饮品

无糖浓豆浆250毫升。

餐后血糖峰值的目标是低于7.8毫摩/升，并不需要每次进食都达成，但要尽可能减少血糖波动。

小心糖量“爆表”的早餐

早餐店的主食种类很多，一份糖的分量相当于：蛋饼半个、包子半个、馒头1/3个、烧饼1/3个、小笼包3个、水煎包半个、萝卜糕1片、锅贴2个、油条1根。便利店的三角饭团约2份糖，传统中式饭团为4～5份糖。

开始执行低糖饮食，早餐的调整是每天要面对的挑战。最容易执行的优选方式是，改变居家早餐，外购现成或冷冻回热的食物，搭配富含蛋白质的食物及蔬菜，就容易降低糖量。若仍维持早餐外食者，就要减少糖类分量，增加蛋类，再加上无糖豆浆，才能有效减糖。糖量过多会造成早餐后高血糖，这样会使午餐前血糖也偏高，紧接着的午餐、晚餐，都会因为这个状况继续堆叠，使血糖上升，影响整天的血糖调整。

一张薄蛋饼皮1.2～1.5份糖，厚片葱油饼或派，糖量会增至2～4份糖量，粉浆蛋饼4～6份糖。一张葱抓饼1.5～4份糖，“葱抓饼餐盘”用了半张饼皮，并以1茶匙油煎，3份蛋白质来自火腿及香肠，也可视个人喜好改用其他蛋白质食物。利用少量油煎饼，加上肉类本身及烹调的油，为了平衡，蔬菜料理就没有添加油脂，这个餐盘的热量在500千卡以内。我自己煎蛋饼、葱抓饼时，因饼皮已经含油，所以习惯用不粘锅，小火盖盖干煎，用这个方式可以减少油脂热量。

葱抓饼餐盘

热量	蛋白质	脂肪	糖类	膳食纤维	净糖量
476.8 千卡	26.2 克	29.8 克	29.2 克	4.0 克	25.2 克

豆鱼蛋肉类	非豆鱼蛋肉类	非蔬菜糖量	蔬菜糖量
19.9 克	6.3 克	23.3 克	5.9 克

饮品
无糖意式咖啡
配菜 1
煎蛋火腿
与德国香肠
主食
葱抓饼
配菜 2
烤双菇
配菜 3
烫时蔬

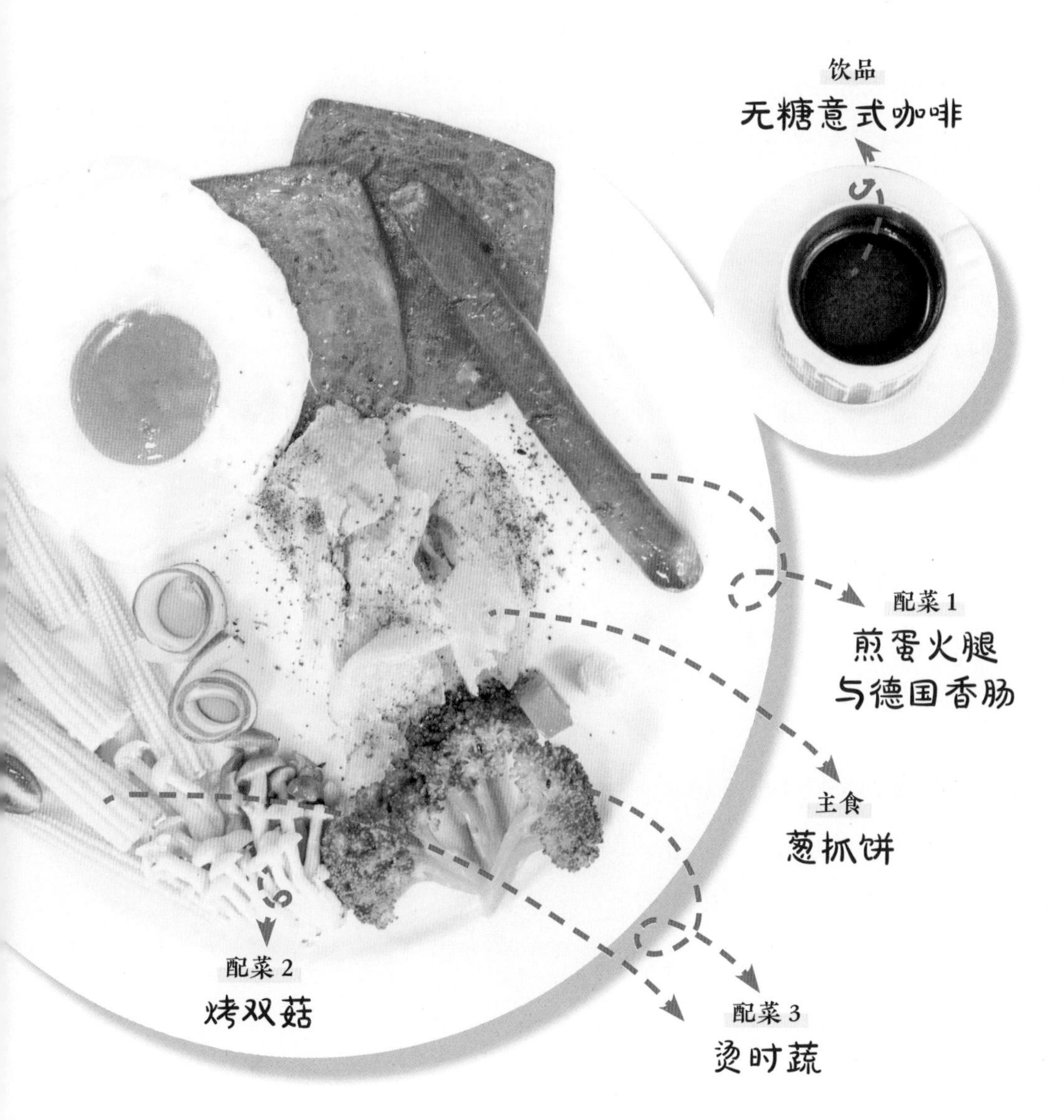

主食 葱抓饼

材　料｜葱抓饼1/2片（约35克）。

调　料｜油1茶匙，黑胡椒粒少许。

配菜1 煎蛋火腿与德国香肠

材　料｜鸡蛋1个，火腿肉片2片（约40克），德国香肠1根（约40克）。

调　料｜油1.5茶匙。

做　法｜热锅倒入油，将鸡蛋、火腿片、德国香肠分别煎熟即可。

配菜2 烤双菇

材　料｜蟹味菇、白玉菇各25克。

调　料｜橄榄油1/4茶匙，盐、黑胡椒粉各少许。

做　法｜

1. 蟹味菇、白玉菇洗净，撕散。
2. 菇类加入橄榄油、适量盐与黑胡椒粉搅拌，用空气炸锅烤熟（180℃炸8～10分钟）即可。

配菜3 烫时蔬

材　料｜西蓝花30克，玉米笋30克，小番茄1.5颗（摆盘用），小黄瓜5克（装饰用）。

调　料｜油0.5茶匙，盐适量。

做　法｜

1 西蓝花洗净，切小朵。

2 所有食材烫熟后，捞起沥干，加入油、盐拌匀即可。

饮品

无糖意式咖啡1杯。

要减少早餐的糖类分量，
可以加蛋或是无糖豆浆，
即能有效减糖。

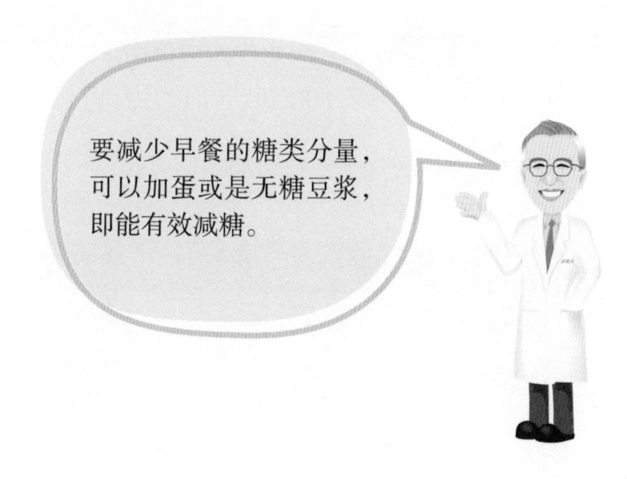

豆浆好还是牛奶好

豆浆与牛奶两者的优劣并不绝对，要看如何平衡搭配餐食。选择牛奶，所能再加的含碳水食物就剩下不到5克。如果选无糖豆浆，可以搭配其他一份糖主食，蛋白质的营养更丰富，“蔓越莓馒头餐盘”中，馒头30克，其他淀粉制品如吐司、面包，称重约30克是一份糖量，是掌握淀粉控糖的简易方法。

200毫升饮品	蛋白质	脂肪	饱和脂肪	碳水化合物
全脂牛奶	6.2克	7.2克	5.0克	9.6克
低脂牛奶	6.2克	2.6克	1.8克	10.0克
高纤无糖豆浆	7.2克	3.8克	0.8克	1.4克
特浓无糖豆浆	10.2克	5.2克	0.8克	2.1克

结合成人钙建议摄取1000毫克的需求，豆浆的含钙量约只有牛奶的1/10，但钙的食物来源还有很多，很容易达到平衡。同样是大豆制品，100克豆腐含钙140毫克，豆干高达600毫克以上，就比豆浆高。蔬菜中的紫菜、芥蓝、苋菜、油菜、红薯叶、油菜、菠菜、小白菜，含钙量都不输给牛奶。小鱼干、虾、蟹、蛤，这类海鲜钙质丰富。10克的黑芝麻，含脂肪5克、碳水化合物2.3克，含钙量就和100毫升牛奶一样多。

蔓越莓馒头餐盘

热量	蛋白质	脂肪	糖类	膳食纤维	净糖量
529.6 千卡	36.9 克	30.7 克	33.6 克	8.4 克	25.2 克

豆鱼蛋肉类	非豆鱼蛋肉类	非蔬菜糖量	蔬菜糖量
30.0 克	6.9 克	22.1 克	11.5 克

饮品
无糖浓豆浆
配菜 1
炒滑蛋
配菜 5
新鲜蔬果
主 食
蔓越莓馒头
配菜 3
素炒双菇
配菜 4
烫时蔬
配菜 2
煎栉瓜

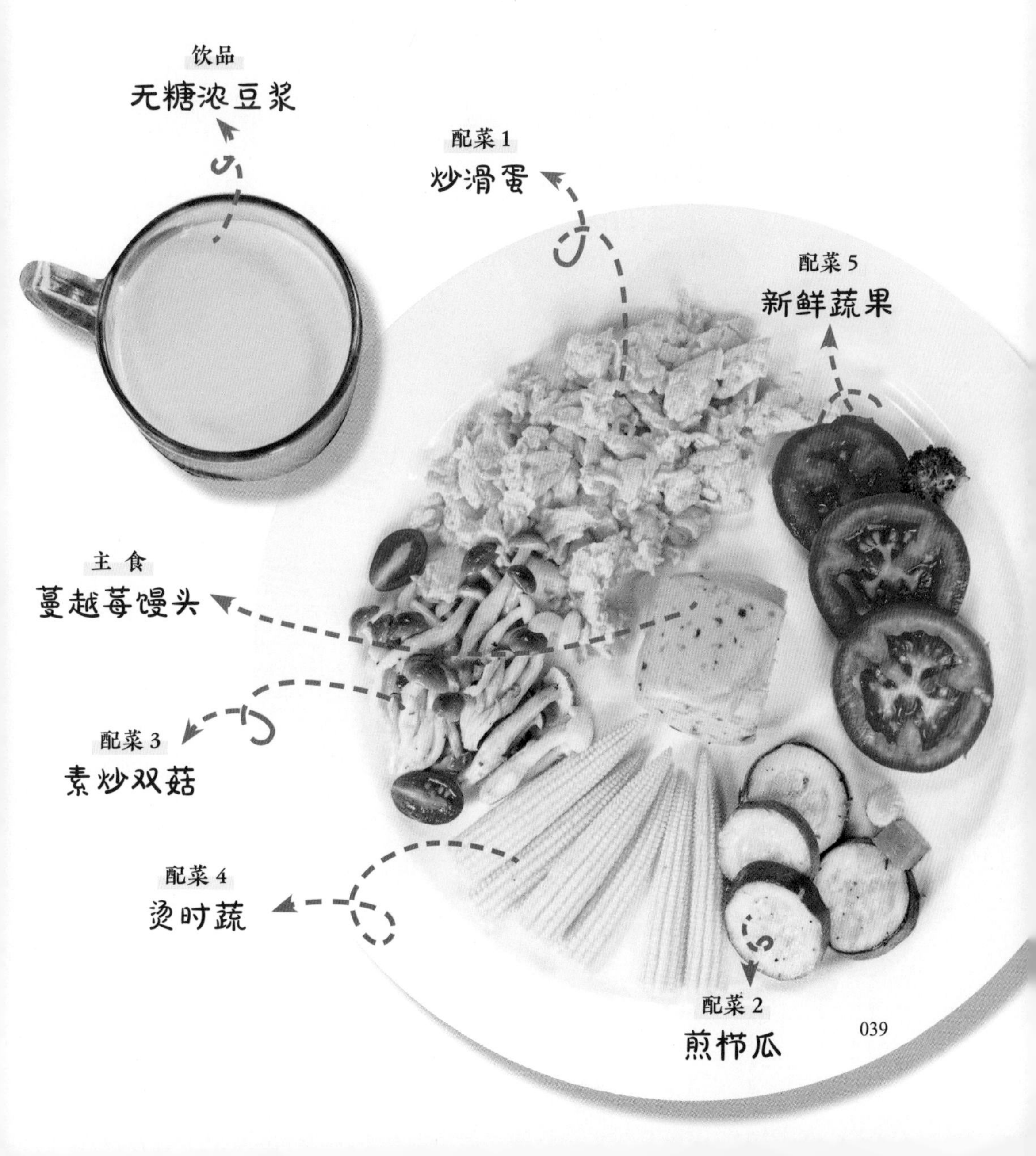

主食 蔓越莓馒头

材 料｜冷冻蔓越莓馒头30克（约2/3个）。

配菜1 炒滑蛋

材 料｜鸡蛋3个。

调 料｜油1茶匙，盐适量，白胡椒粉少许。

做 法｜

1 鸡蛋打散，加适量盐与白胡椒粉调味。

2 热锅倒油，倒入蛋液快速炒至八分熟即可。

配菜2 煎栉瓜

材 料｜栉瓜40克。

调 料｜油1茶匙，盐适量，黑胡椒粒少许。

做 法｜

1 栉瓜洗净，切0.5厘米左右备用。

2 热油锅，小火慢煎栉瓜片至微焦后翻面。

3 两面都上色后，撒上盐、黑胡椒粒即可。

配菜3 素炒双菇

材 料｜蟹味菇、白玉菇各50克。

调 料｜煎栉瓜的剩油，盐适量。

做　法｜

1 蟹味菇、白玉菇洗净，撕散。

2 热油锅，炒熟蟹味菇与白玉菇后加入适量盐调味即可。

配菜 4　烫时蔬

材　料｜玉米笋50克。

做　法｜煮热水，将玉米笋放入烫熟即可。

配菜 5　新鲜蔬果

材　料｜番茄50克，小番茄1颗（装饰用）。

饮　品

无糖浓豆浆250毫升。

选择牛奶，可再加碳水类食物就剩下不到5克；选择无糖豆浆，则可再搭配其他一份糖主食，营养更丰富。

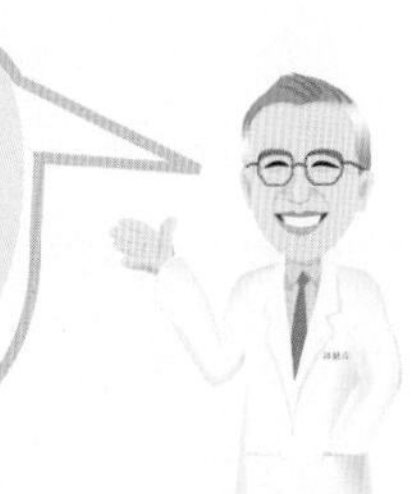

港式点心这样吃，安心不“爆糖”

港式料理在台湾地区很普遍，常见港式点心一份糖相当于：烧卖4个、肠粉3条、水晶饺3个、牛肉球3个、腐皮卷2.5个。这几样是单个糖量较少的，合计约3个为一份糖。下列的港式点心1～1.5个就有一份糖，包括马蹄条、珍珠丸子、春卷、蜜汁叉烧酥、萝卜糕、流沙包、芝麻球，如果想多吃几样，可以选择分食半个。煲仔饭、荷叶糯米鸡是米饭主食，一份糖量约2汤匙[①]。油鸡、烧鸭的糖量可忽略不计，但蜜汁叉烧及烤排骨就要注意糖量，粉蒸排骨及凤爪也含有少量糖。葡式蛋挞、杨汁甘露、龟苓膏，一个大约是一份糖。

“叉烧包”为主食的这个餐盘，除了2道蔬菜料理外，2道蛋料理也增加了蔬菜，4个蛋加上叉烧包内馅共有5份蛋白质。咸蛋苦瓜是家常料理，含钠量较高，有了这道菜，其他配菜咸味就建议调淡。番茄属于蔬菜，100克的番茄，净糖量3克，可以生食、煮、煎、烤、炒，多样变化口味。在吃没有提供绿叶菜的自助早餐时，我会选择番茄切片或是料理，来补充蔬菜。值得一提的是，小番茄归类为水果，每100克净糖量5.4克，比番茄多，但比拿来入菜的木瓜、苹果、菠萝、百香果、柳橙等水果少。外食的餐盘上常会看到几颗配色或是调味的小番茄，无须避开不吃，但不建议完全以大量的小番茄取代番茄。

配菜1
番茄炒蛋

配菜3
炒栉瓜丝

① 1汤匙约为15克。——编者注

叉烧包餐盘

热量	蛋白质	脂肪	糖类	膳食纤维	净糖量
673.2 千卡	39.7 克	65.9 克	37.2 克	5.7 克	31.5 克

豆鱼蛋肉类	非豆鱼蛋肉类
35.9 克	3.8 克

非蔬菜糖量	蔬菜糖量
25.1 克	12.1 克

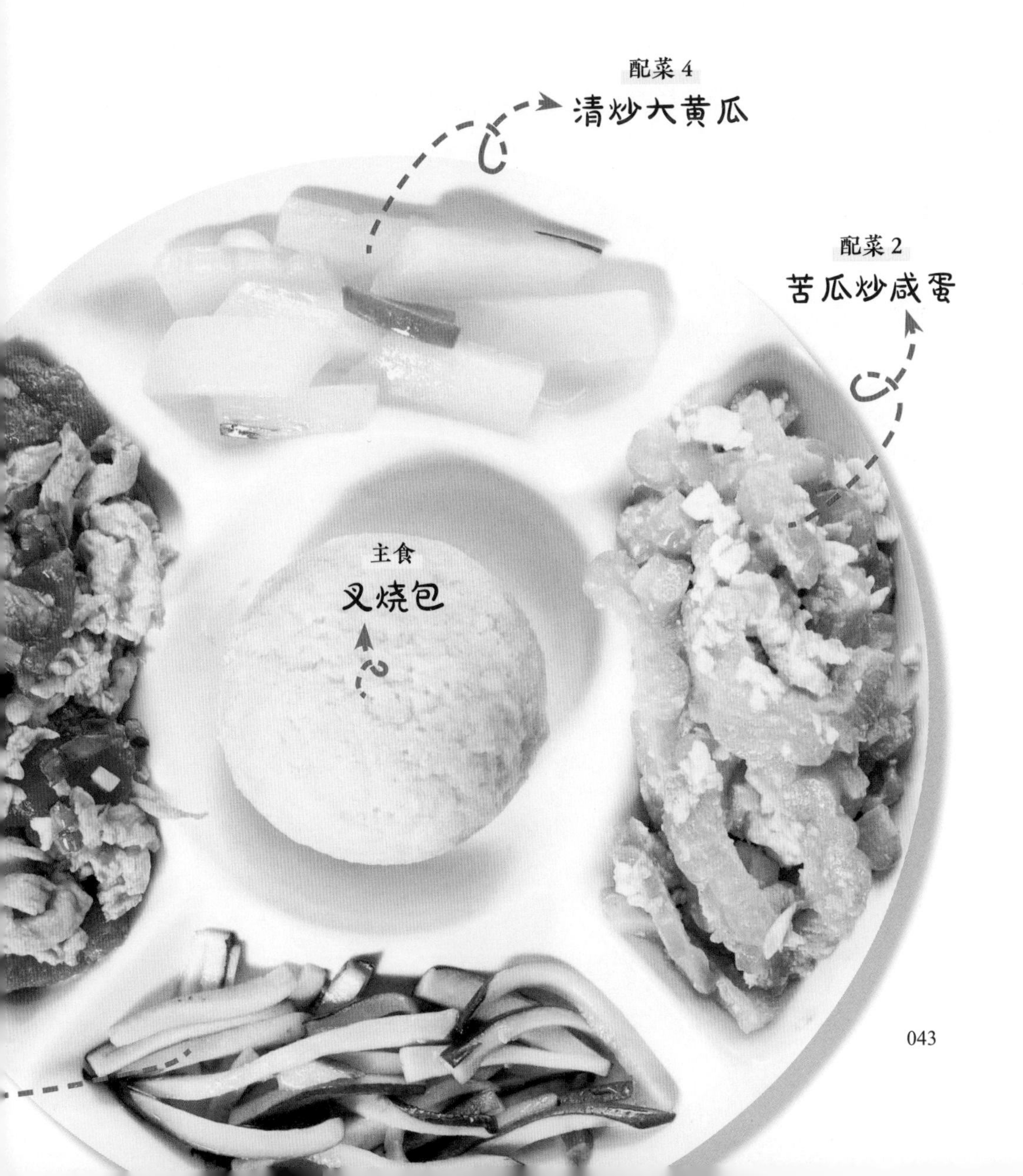

主 食 叉烧包

材 料｜冰冻叉烧包1个（60克）。

配菜1 番茄炒蛋

材 料｜番茄100克，鸡蛋3个。

调 料｜葱花2克，油3茶匙，酱油1茶匙，盐适量。

做 法｜

1 热水先烫番茄30秒后，去皮、切块备用。

2 鸡蛋打散搅拌，加盐，以2茶匙油炒熟备用。

3 热锅加入1茶匙油，拌炒番茄块，再加入半碗水、酱油拌炒。

4 加入步骤2的蛋，搅拌入味后撒上葱花即可。

配菜2 苦瓜炒咸蛋

材 料｜青皮苦瓜100克，咸蛋1个。

调 料｜油2茶匙。

做 法｜

1 苦瓜洗净，挖除子和内膜，切片烫后备用。

2 咸蛋捣碎后，热锅先炒咸蛋至微冒泡。

3 加入烫好的苦瓜片，搅拌后即可。

配菜3 炒栉瓜丝

材　料｜栉瓜50克。

调　料｜红辣椒末1克，蒜末2克，油2/3茶匙，盐适量。

做　法｜

1 栉瓜洗净，切丝。

2 热锅加油爆香蒜末、红辣椒末，加入栉瓜丝炒至八分熟后，加入盐调味炒熟即可。

配菜4 清炒大黄瓜

材　料｜大黄瓜50克，胡萝卜1克。

调　料｜盐适量，蒜末2克，油2/3茶匙。

做　法｜

1 大黄瓜洗净、切条，胡萝卜切丝。

2 热锅加油爆香蒜末、胡萝卜丝，放入大黄瓜条炒至八分熟后，加入盐调味炒熟即可。

掌握港式点心的一份糖分量，加上适量的蛋白质食物与蔬菜，让减糖饮食也能安心享用多变的风味料理。

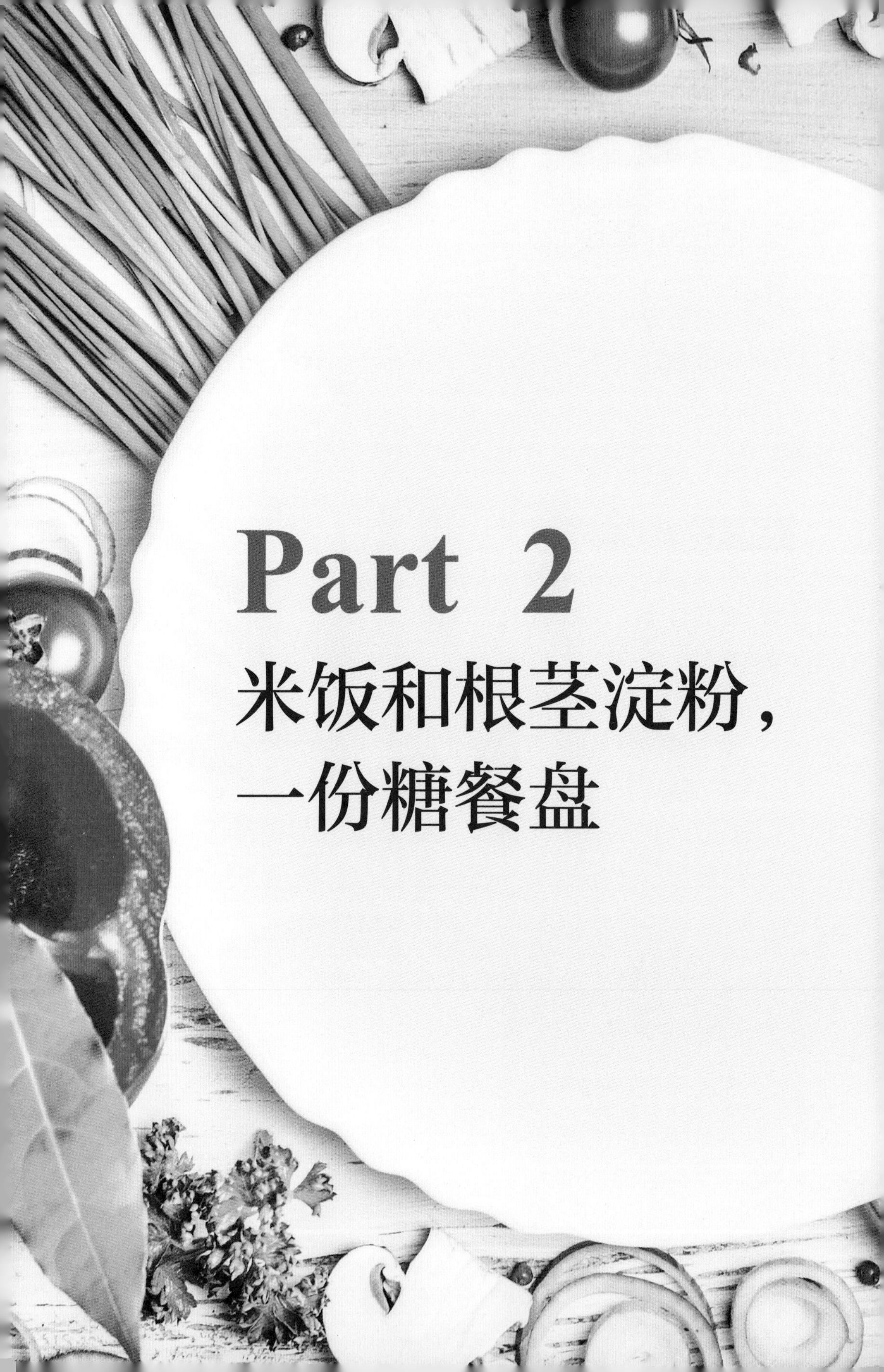

Part 2

米饭和根茎淀粉，一份糖餐盘

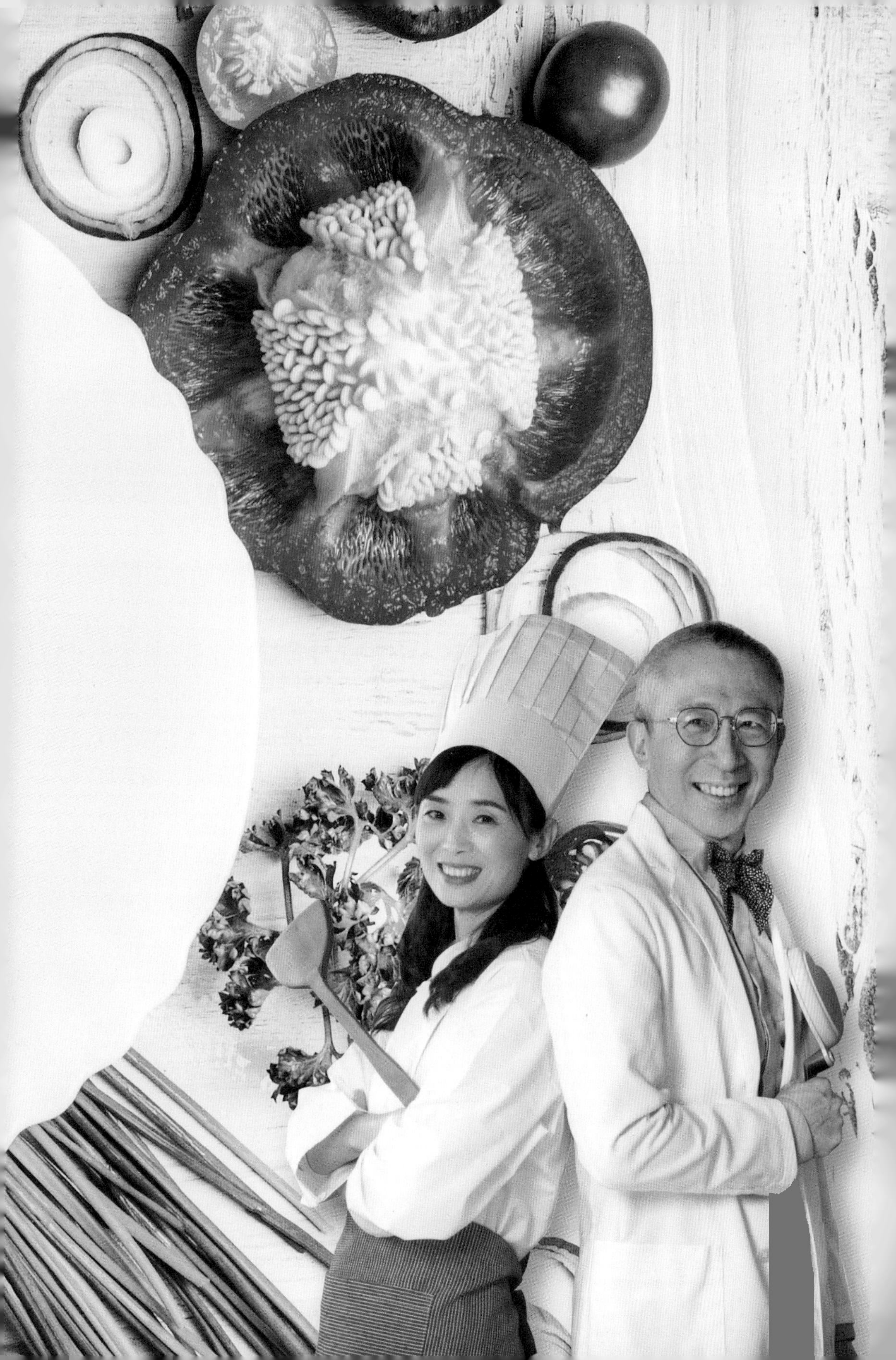

米饭测试，
启动了低糖饮食的研发

2017年初，我们团队在网上公布了第一则糖测试结果。这个测试由玉琴主厨协助食物准备，我们利用中午小团膳的时间进行，用餐的四人刚好糖化血红蛋白是5.6%，只差0.1%就进入糖尿病前期，很适合模拟血糖代谢异常者（当然我们也知道，对糖尿病前期及糖尿病状态的人，血糖一定更高）。

我们的标准测试是将糖类在前20分钟吃完，可以搭配菜肴，血糖在用餐前测试第一次，之后每30分钟一次，全程共测5次。我们分别在两天进行3份糖量的白米及籼糙米的测试。得到的结果是这两种米的血糖峰值都超过7.8毫摩/升，虽然籼糙米的血糖略低。

之后我们接续公布3份糖（生重60克）对照2份糖（40克）籼糙米的测试，在2份糖的测试下，我们的餐后血糖就不超过7.8毫摩/升。团队快速累积减糖饮食指导经验的同时，也持续体验如何再减糖。同年5月，减至每人1.5份糖的籼糙米，玉琴怕大家没吃饱，准备了丰盛的九菜一汤。不过对于要降至1份糖，我仍担心生酮问题，但也想到通过增加蔬菜来补充营养，同时延缓血糖上升。

在同年6月，我们在网上成立了“糖管理学苑”，常态性地提供大众低糖饮食教育。准备充足后，我们开始提出“吃菜配饭”的倡议，让饮食达到既减糖又兼顾饱足。在“白米饭餐盘”中，以一份糖40克白米饭，搭配3份蛋白质及5.5份蔬菜，这是我持续超过4年的中、晚餐的营养配量，都是以一份糖搭配各3～5份蛋白质及蔬菜的饮食方式。

白米饭餐盘

热量	蛋白质	脂肪	糖类	膳食纤维	净糖量
677.2 千卡	33.5 克	44.5 克	44.6 克	11.7 克	32.9 克

豆鱼蛋肉类	非豆鱼蛋肉类
22.2 克	11.3 克

非蔬菜糖量	蔬菜糖量
21.9 克	22.7 克

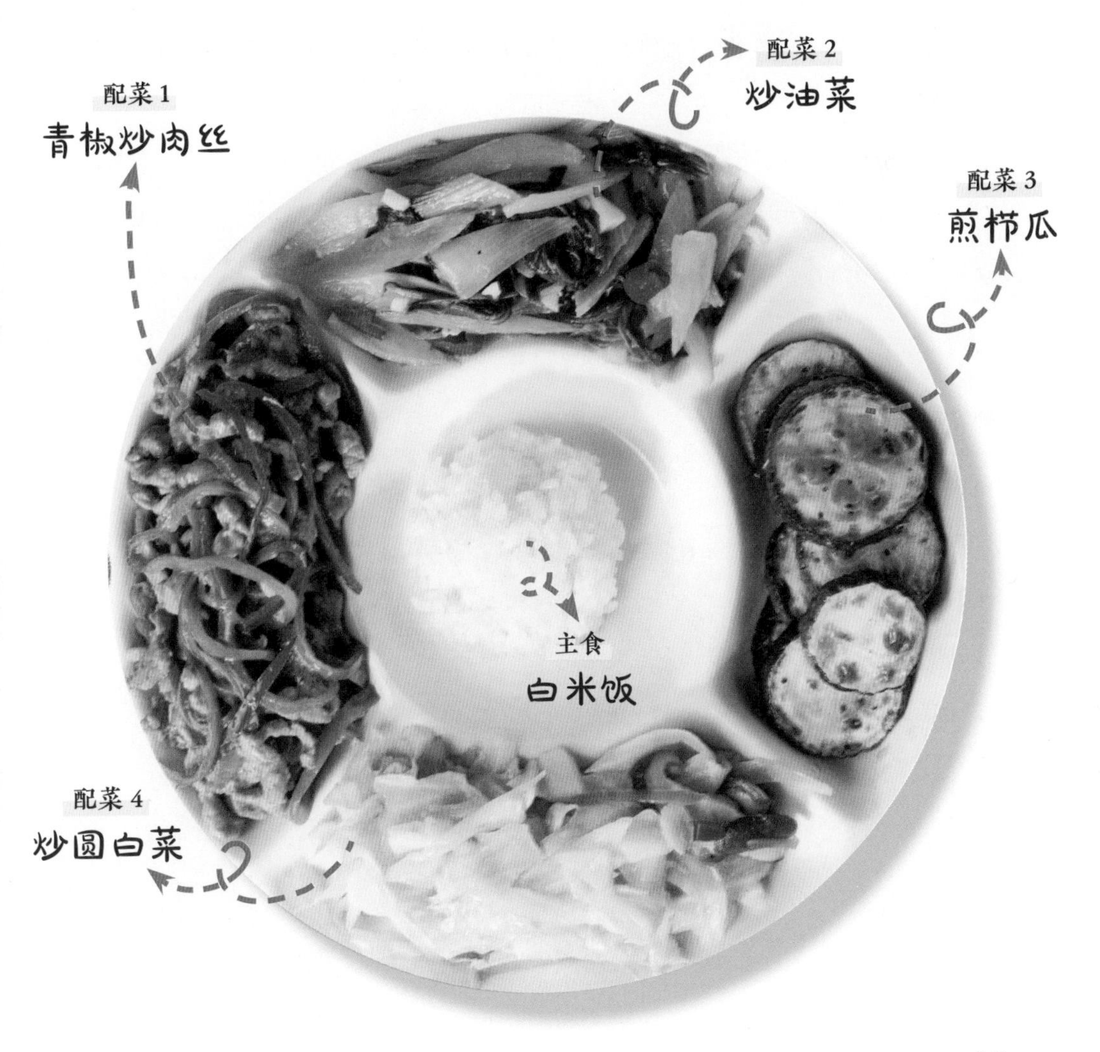

主食 白米饭

材　料｜白米饭40克。

配菜1 青椒炒肉丝

材　料｜猪肉丝（小里脊）105克，青椒丝100克，红辣椒丝5克。

调　料｜蒜末3克，淀粉1茶匙，油3茶匙，酱油9克，米酒5克。

做　法｜

1 腌猪肉丝，以酱油、米酒、淀粉与蒜末一起抓腌后，静置15～20分钟。

2 烫青椒丝2分钟后捞起备用。

3 锅中倒入油，大火炒肉丝1分钟后，倒入青椒丝、红辣椒丝拌炒均匀即可。

配菜2 炒油菜

材　料｜油菜200克。

调　料｜油2茶匙，蒜末4克，红辣椒末2克，盐适量。

做　法｜

1 油菜洗净，切段备用。

2 热锅放油，爆香蒜末、红辣椒末，倒入油菜段，转大火快炒片刻，加盐调味即可。

配菜3 煎栉瓜

材　料｜栉瓜100克。

调　料｜油1茶匙，盐适量，黑胡椒粒少许。

做　法｜

1 栉瓜洗净，切0.5厘米左右备用。

2 热油锅，小火慢煎栉瓜片至微焦后翻面。

3 两面都上色后，撒上盐、黑胡椒粒即可。

配菜4 炒圆白菜

材　料｜圆白菜100克，鲜香菇30克，胡萝卜丝5克。

调　料｜油1.5茶匙，蒜末5克，盐适量。

做　法｜

1 鲜香菇洗净后切片，圆白菜洗净后切丝。

2 煎锅倒油，炒蒜末、香菇片及胡萝卜丝，再加入圆白菜丝。

3 加盐拌炒，调味起锅即可。

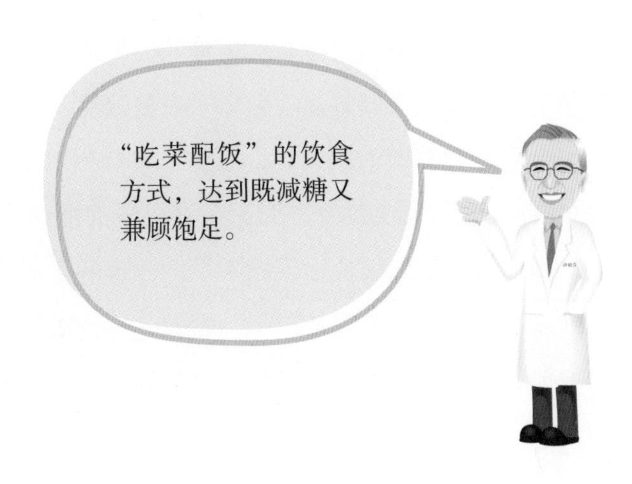

低糖身体
不缺糖

人体代谢需要热量，来源包括葡萄糖、脂肪酸、氨基酸、乳酸、酮体，这也是消耗能量动用的顺序。前三者会影响体脂肪及肌肉的生长或是消耗，主要从食物提供，也称为宏量营养素。

除了食物来源外，肝脏及肌肉会将葡萄糖储存成肝糖，当成调节仓储。超过进食后的6小时，身体的葡萄糖来自肝脏的肝糖分解，肝糖也是每天夜间入睡后主要的热量及葡萄糖来源。血糖代谢异常者，常会观察到起床的血糖比睡前高，肝糖分解的信号，要到早餐开始才停止。肌肉肝糖则主要提供活动时的需求，先转化成乳酸，再转成葡萄糖。

脂肪及肌肉组织在热量及营养素充足下，并不像肝糖一般，每天在人体进进出出，二者在热量处于负平衡状态下才分别被消耗分解成脂肪酸、氨基酸，提供热量。这两种营养素可以经由糖异生被转换成人体优先需要的葡萄糖。肾脏是另一个会产生葡萄糖的器官，但占量很少，一般只有到肾功能严重受损萎缩时，才会影响血糖数值。

一份糖的低糖饮食设计，考量了食物摄取及内生性血糖，在历经4年近6000人的实操经验中，无论是糖尿病前期或是使用药物治疗糖尿病的人，都没有观察到因食物供糖不足所导致的低血糖。

右页的“卤萝卜”并不是一餐的完整食谱，在实际测试中，血糖有明显增加，并不比米饭少，可见以增蔬的方式用于低糖饮食，既能让主食减量，又不用担心身体缺糖。

卤萝卜

热量	蛋白质	脂肪	糖类	膳食纤维	净糖量
84.4 千卡	4.3 克	0.4 克	19.0 克	4.2 克	14.8 克

豆鱼蛋肉类	非豆鱼蛋肉类	非蔬菜糖量	蔬菜糖量
0.0 克	4.3 克	4.4 克	14.6 克

材　料｜白萝卜240克，胡萝卜60克。

调　料｜酱油30克，盐适量，花椒10颗，八角1颗。

做　法｜

1 白萝卜、胡萝卜洗净，切适当大小。

2 全部材料和调料放入锅内，加适量水，煮熟即可。

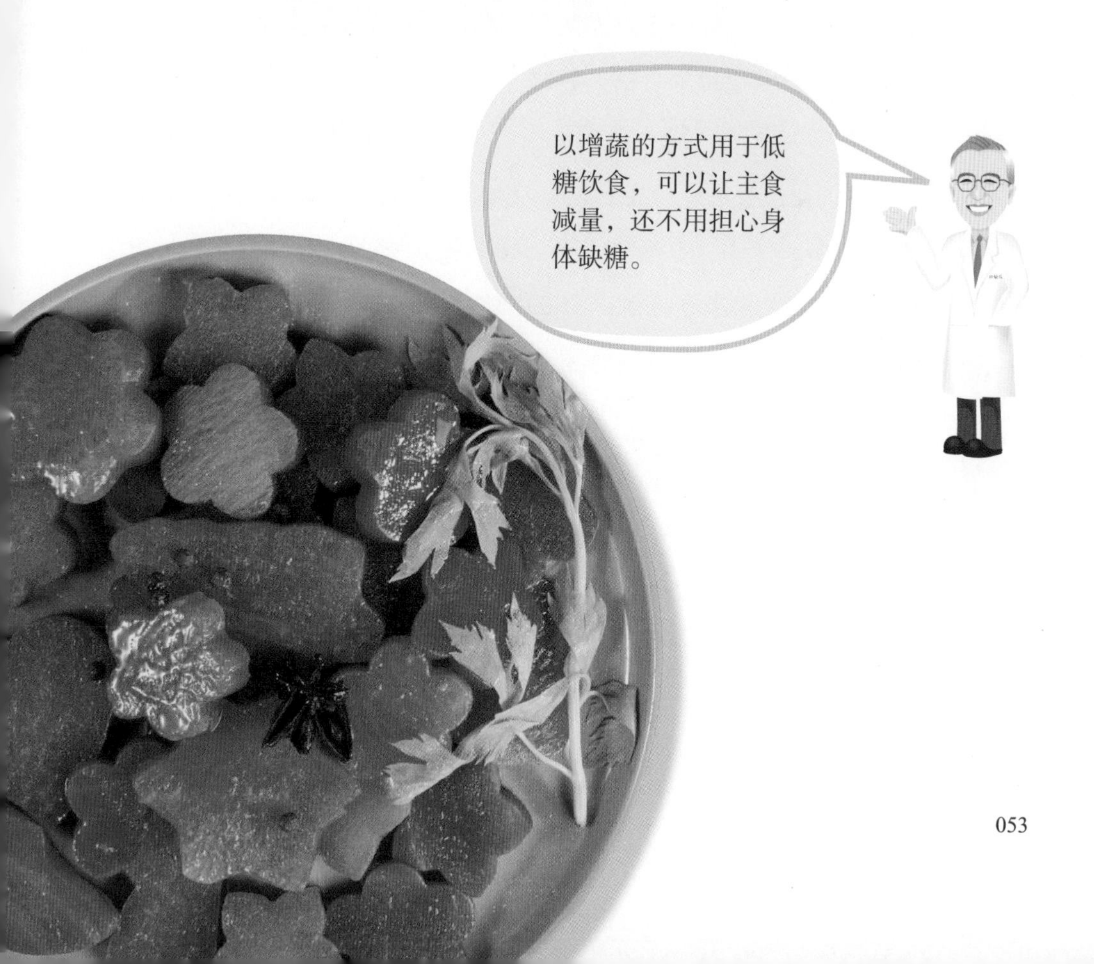

秋葵

可以控血糖吗

秋葵和白萝卜是在“蔬菜也可产糖”测验中，我刻意挑选的两种食材。这两次测验中，完全没有糖类主食。秋葵的测试是要挑战我的论点：没有所谓的降低血糖的食物，食物只区别为升糖快或升糖慢。

2020年我们的玉琴主厨准备了三种料理方式，即烫秋葵佐蒜辣酱、秋葵切片佐辣椒、秋葵炒墨鱼。秋葵富含膳食纤维，一份糖秋葵生重200克，血糖增量最高0.9毫摩/升，在我的糖类测试中算是升糖少的，但不是最少的。书中食谱，以秋葵煎蛋、麻酱佐秋葵、海鲜炒秋葵三道料理呈现。秋葵的旺季是5～8月，变化料理食谱，好吃又有饱足感，可以试试看。

白萝卜是根茎类蔬菜，膳食纤维量大约只有秋葵的1/4，也容易在短时间内吃完。台湾宜兰县的一位患者，本身是1型糖尿病，2019年以100克白萝卜测试，1小时上升1.9毫摩/升。我的测试则是一份糖白萝卜共400克，主厨将300克和牛肉搭配，100克切丝并加少许葱末及胡萝卜丝炒。1小时的血糖，在

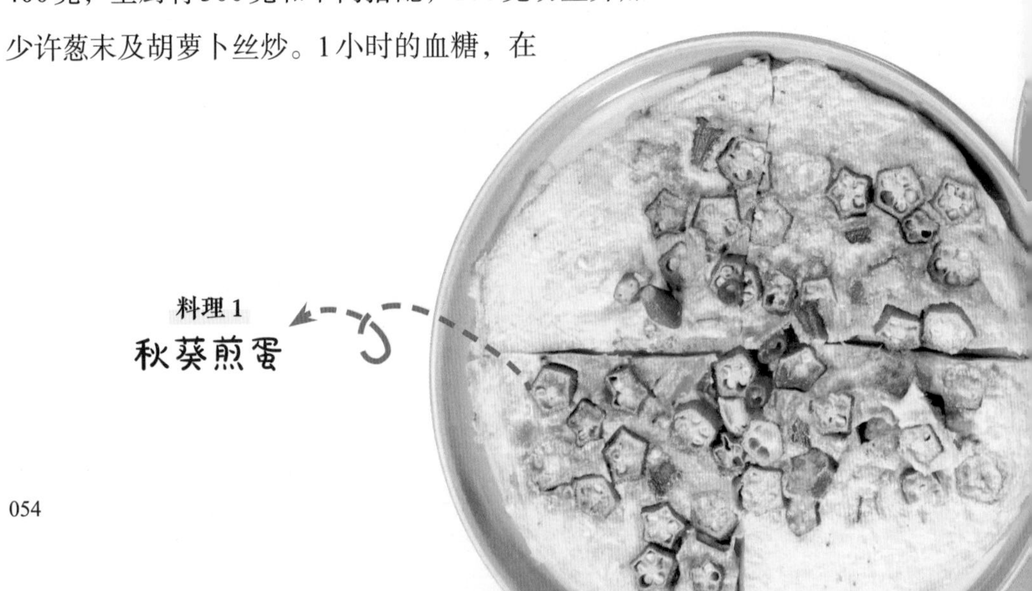

料理1

秋葵煎蛋

完全没有主食的情况下，上升至8.0毫摩/升，增量2.7毫摩/升，这样的增量并不比一份糖米、面类测试少。

所以，无论秋葵或是白萝卜的测试，都证明蔬菜也产糖，用足量蔬菜，不用担心少了淀粉主食，身体中的糖类营养会有供应缺乏的问题。

秋葵大餐

热量	蛋白质	脂肪	糖类	膳食纤维	净糖量
461.1 千卡	31.2 克	27.7 克	29.7 克	11.0 克	18.7 克

豆鱼蛋肉类	非豆鱼蛋肉类	非蔬菜糖量	蔬菜糖量
24.9 克	6.3 克	7.0 克	22.7 克

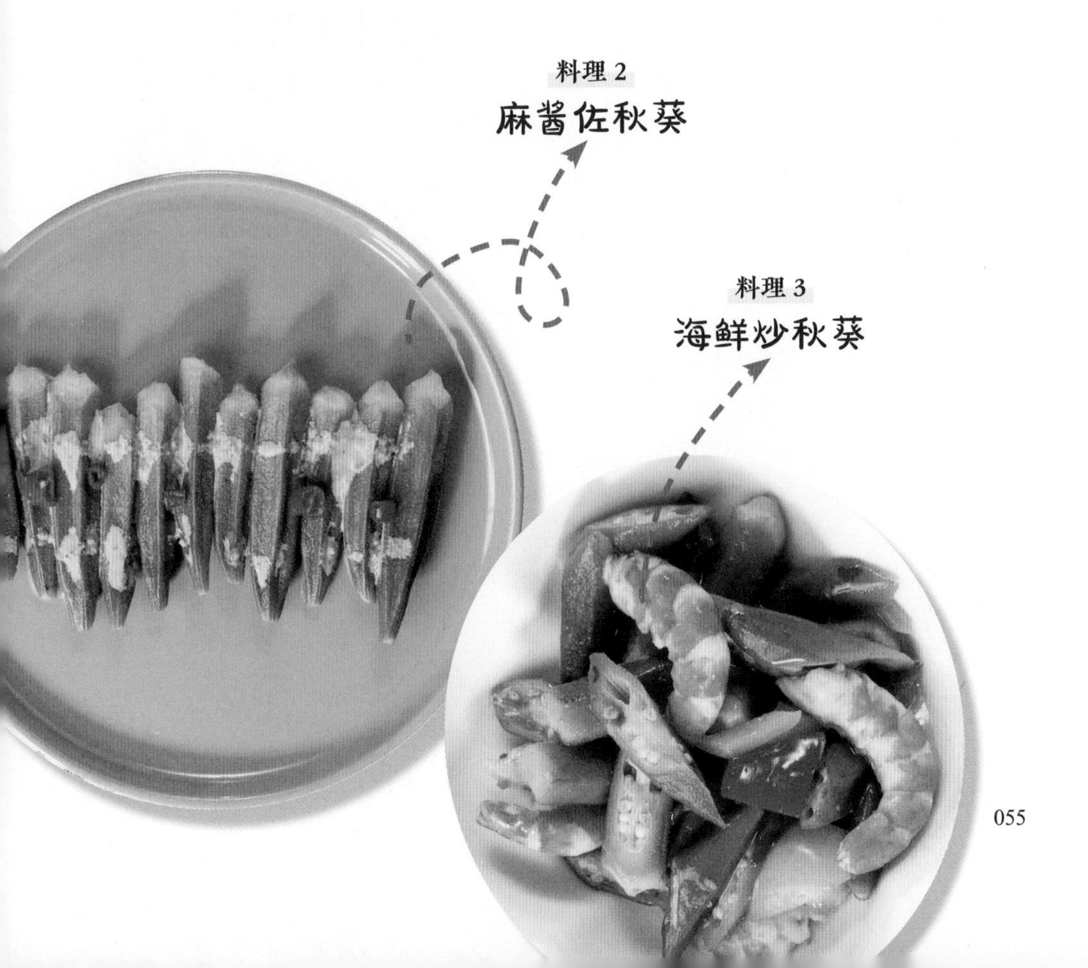

料理1 秋葵煎蛋

材　料｜秋葵50克，鸡蛋2个。

调　料｜油2茶匙，盐适量，白胡椒粉、红辣椒末各少许。

做　法｜

1 秋葵洗净，切除蒂头和少许尖尾，切小段。

2 鸡蛋打散，加入适量盐与白胡椒粉，混合均匀。

3 将切好的秋葵放入蛋液中，拌匀。

4 热油锅，倒入混合好的秋葵蛋液，成形后（约3分钟）翻面。

5 两面煎熟后起锅、盛盘，撒上红辣椒末即可。

料理2 麻酱佐秋葵

材　料｜秋葵100克。

调　料｜红辣椒末4克，麻酱1汤匙。

做　法｜

1 秋葵洗净，切除蒂头和少许尖尾。

2 秋葵烫熟，约烫2分钟。

3 烫熟后捞起，放入冰水冰镇约1分钟，捞起沥干水分。

4 淋上麻酱，撒上红辣椒末即可。

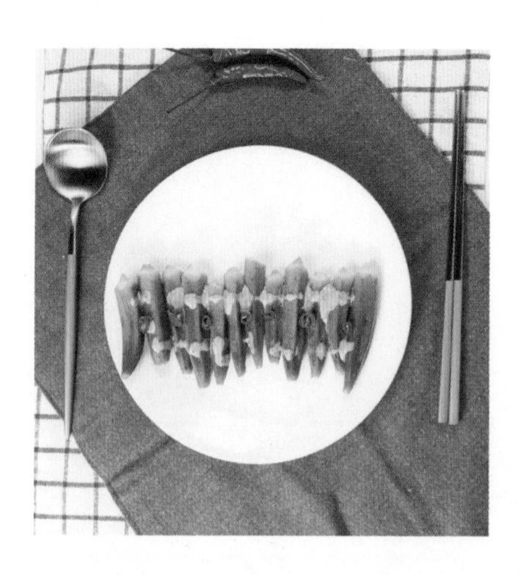

料理3 海鲜炒秋葵

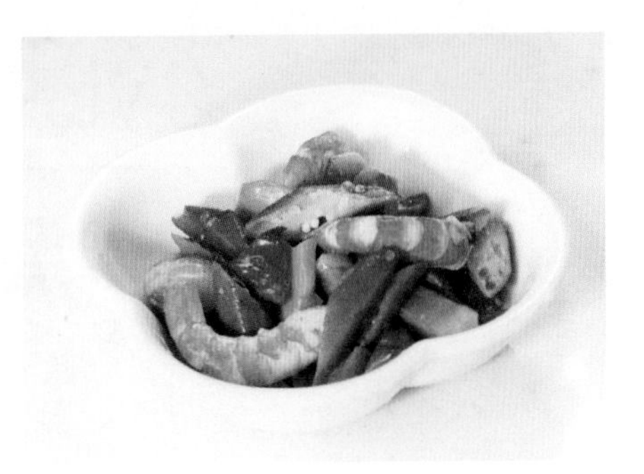

材　料｜秋葵100克，南美白虾4尾（约50克），红彩椒、黄彩椒各20克。

调　料｜红辣椒末4克，泰式酱1汤匙。

做　法｜

1 秋葵洗净，切除蒂头和少许尖尾，切片。
2 秋葵片烫熟，约烫2分钟。
3 秋葵烫熟后捞起，放入冰水冰镇约1分钟，捞起沥干水分。
4 虾洗净，烫熟，约烫2分钟（虾带壳烫熟以保留甜分）。
5 虾烫熟后捞起，放入冰水冰镇约1分钟，捞起沥干水分，去壳。
6 红彩椒、黄彩椒洗净，切块，烫熟。
7 将准备好的食材淋上泰式酱，加红辣椒末，拌匀即可。

没有所谓的降低血糖的食物，食物只区别为升糖快或升糖慢。

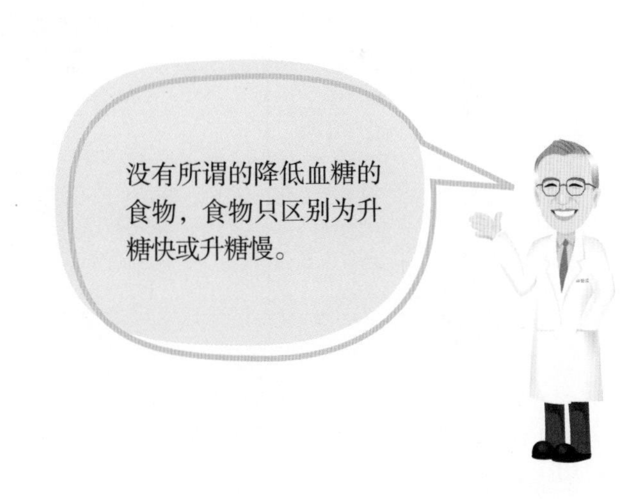

小心菜里的淀粉

归在主食类的天然食材，有许多都会让血糖上升。像南瓜，我曾做过测试，最高血糖增量是4.1毫摩/升。就膳食纤维含量而言，根茎类淀粉被认为比白米健康，但并不表示可以过量摄取。

主食类一份糖的克重数

谷类		根茎类		豆类及坚果类	
糯米	19克	红薯	48克	绿豆	24克
白米	20克	芋头	57克	红豆	24克
籼米	20克	山药	85克	花豆	25克
糙米	20克	土豆	95克	莲子（干）	25克
胚芽米	20克	莲藕	111克	栗子	26克
小米	21克	南瓜	90克	菱角	93克
小麦	22克				
大麦仁	22克				
荞麦	22克				
薏米	23克				
红藜麦	23克				
燕麦	30克				
甜玉米粒	115克				

了解这些主食一份糖的生重后，就知道如何酌量食用，除了可增加蔬菜量取代部分米面类主食，也可以交替选择不同食材。少量的糖类主食也能成为一道佳肴，例如莲子红豆汤、莲子绿豆汤、莲藕汤、煎莲藕片、凉

拌莲藕、玉米莲藕汤、玉米菱角汤、香煎土豆、凉拌土豆、凉拌山药、山药小米粥、栗子红藜麦饭等。

接下来示范的料理是以蒸南瓜为糖类的餐盘，并以腌冬瓜搭配鳕鱼。蔬菜有四项，其中一道是海茸。海茸是藻类，每100克含1.1克蛋白质，净糖4.6克。鱼料理调味使用腌渍冬瓜，每100克含净糖2.2克（冬瓜也可使用于甜品，但糕点使用的菠萝冬瓜，碳水高达80克；鱼料理也常用腌破布子，每100克依配方而定，碳水较腌冬瓜高，为11~35克）。

南瓜蒸鳕鱼餐盘

热量	蛋白质	脂肪	糖类	膳食纤维	净糖量
739.1千卡	26.9克	59.0克	33.0克	10.0克	23.0克

豆鱼蛋肉类	非豆鱼蛋肉类	非蔬菜糖量	蔬菜糖量
18.2克	8.7克	18.0克	15.0克

主食 蒸南瓜

材　料｜南瓜90克。

配菜1 腌冬瓜蒸鳕鱼

材　料｜鳕鱼150克，腌冬瓜40克。

调　料｜蒜末5克，红辣椒末3克，香菜末1克。

做　法｜鳕鱼处理干净，摆入盘中，放上腌冬瓜、蒜末、红辣椒末，放蒸锅蒸15分钟，取出撒香菜末即可。

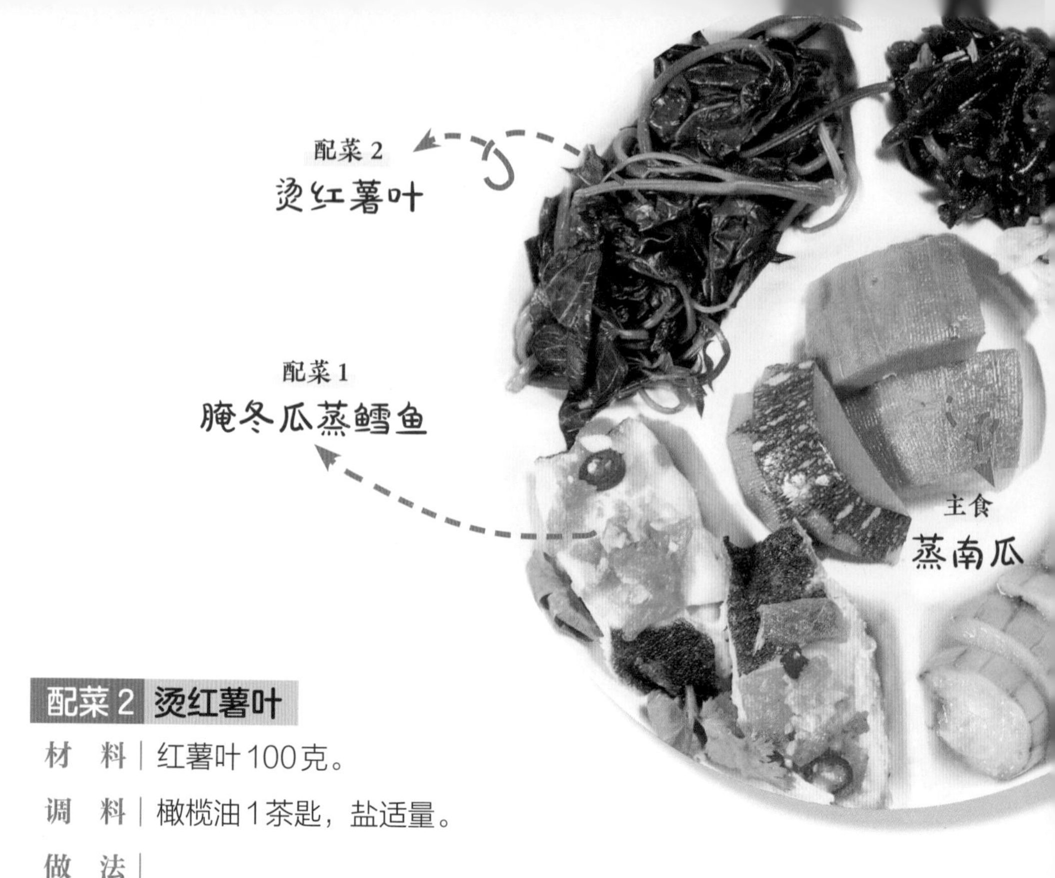

配菜 2 烫红薯叶

材　料｜红薯叶100克。

调　料｜橄榄油1茶匙，盐适量。

做　法｜

1 红薯叶洗净，滚水烫3分钟捞起沥干。

2 加盐、油拌匀即可。

配菜 3 清炒丝瓜

材　料｜丝瓜100克。

调　料｜橄榄油1茶匙，盐适量。

做　法｜

1 丝瓜去皮、切块。煮前再处理丝瓜，以免变黑。

2 热油锅，放入丝瓜块以中火拌炒约30秒，倒入少许水，开大火焖煮约2分钟。

3 加盐调味，快速拌匀盛盘即可。

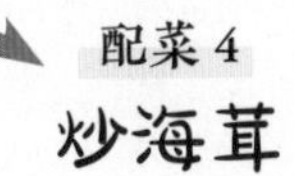

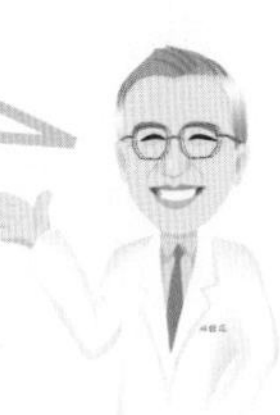

配菜 4 炒海茸

材　料｜海茸50克。

调　料｜油1茶匙，盐适量。

做　法｜

1 海茸洗净切段，滚水烫30秒沥干备用。

2 起油锅，放入海茸拌炒，加入酱油调味即可。

配菜 5 炒笋丝

材　料｜笋丝50克。

调　料｜油1茶匙，盐适量。

做　法｜

1 笋丝洗净沥干备用。

2 起油锅，放入笋丝翻炒后加盐调味即可。

“升糖指数”重要吗

升糖指数经常在食物及血糖关联性的文章中被提到，在市售的食品或营养补充品标签上也可以看到被强调的“低升糖指数”这个词。这是以食用100克葡萄糖2小时所上升的血糖面积为基准，其他食物和这个基准值对应的比较结果。在台湾，选择低升糖指数食物，过去常被纳入控糖建议，但新的医学指导已经不再纳入。原因之一是，食用低升糖指数糖类，仍需平衡摄取量；而摄取高升糖指数食物，若是浅尝辄止，也不会使血糖严重恶化。

在一份糖量的测试中，我并不刻意挑选低升糖指数糖类，反而以高升糖指数食物（大部分是含糖的加工食品）刻意的测了几次，主要是观察自己的血糖代谢能力。

一份糖的测试血糖上升较多的是：汤圆（9.2毫摩/升）、甜粿（9.9毫摩/升）、3小块马卡龙（8.8毫摩/升）、80克萝卜糕（9.7毫摩/升）、3颗牛轧糖（9.7毫摩/升）、36克糯米枣（9.6毫摩/升）。这几次的血糖高峰，比我平常的测试平均高了约2.2毫摩/升，这时期我的糖化血红蛋白是5.7%，可以推论血糖代谢在较差的状态下，很容易使血糖峰值超过11.1毫摩/升。

同样的食材但烹调方式不同，升糖指数也会有所变化。例如在右页“香煎红甘鲹佐土豆泥”这道料理中，土豆泥是高升糖指数主食，若改为水煮土豆，升糖指数则降至46。所以只选择低升糖指数食物，但没有平

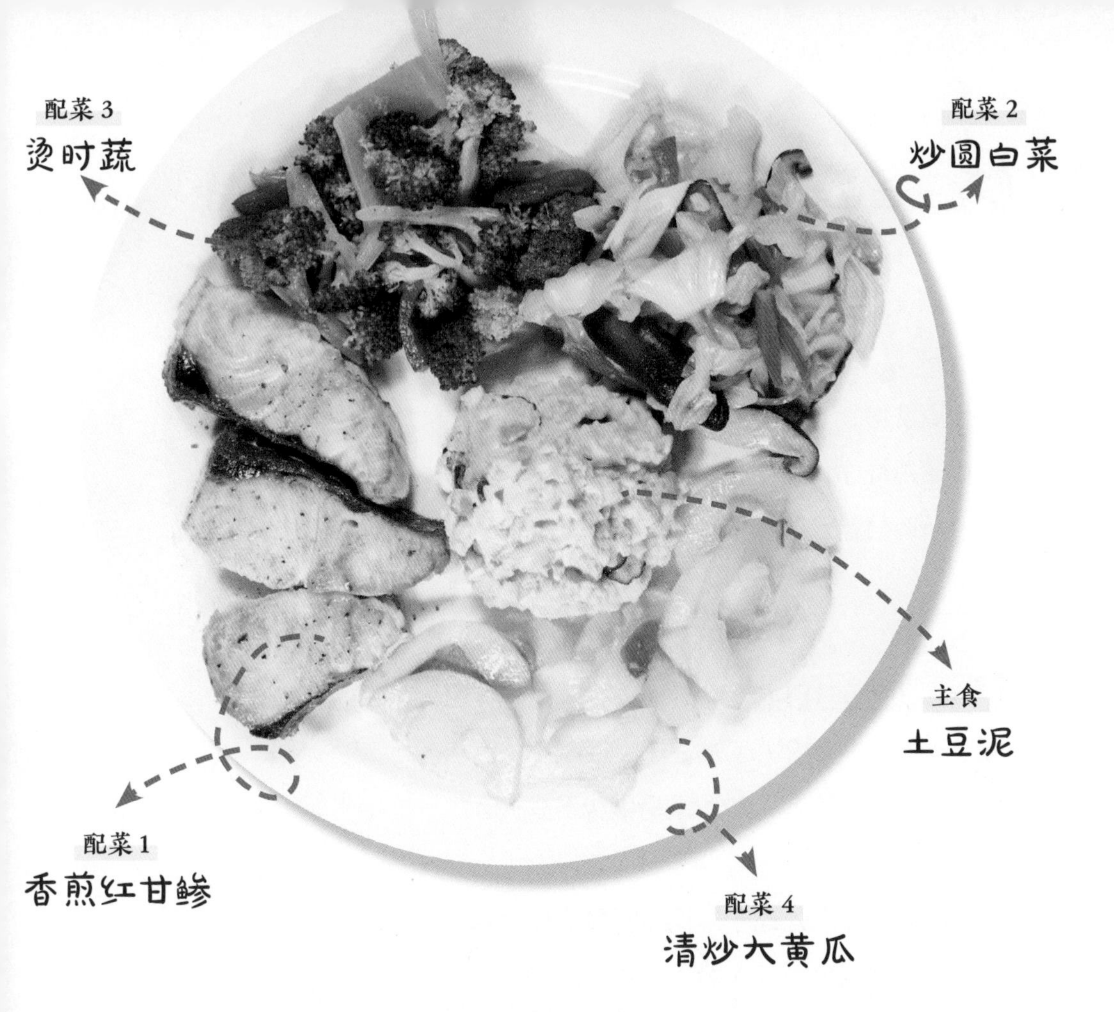

衡摄取量时，也无法有效控糖，还会限制食物的选择。但仍须注意食物的升糖反应，含糖的食品若摄取超过一份糖量，会明显升高血糖，建议减量或是降低食用频率。

香煎红甘鲹佐土豆泥餐盘

热量	蛋白质	脂肪	糖类	膳食纤维	净糖量
850.7 千卡	70.6 克	49.3 克	35.9 克	8.0 克	27.9 克

豆鱼蛋肉类	非豆鱼蛋肉类	非蔬菜糖量	蔬菜糖量
60.5 克	10.1 克	18.9 克	17.0 克

主食 土豆泥

材　料｜土豆90克，水煮蛋半个，小黄瓜10克。

调　料｜沙拉酱15克。

做　法｜

1 土豆洗净、煮熟后压成泥。

2 小黄瓜洗净，切丁；水煮蛋切碎。

3 将所有材料及调料搅拌均匀即可。

配菜1 香煎红甘鲹

材　料｜红甘鲹290克（去骨约260克）。

调　料｜油2茶匙，盐、黑胡椒粒各少许。

做　法｜

1 热油锅，放入处理干净的红甘鲹以中火慢煎。

2 两面干煎至金黄色，撒上适量黑胡椒粒即可。

配菜2 炒圆白菜

材　料｜圆白菜100克，鲜香菇30克，胡萝卜丝5克。

调　料｜油1.5茶匙，蒜末5克，盐适量。

做　法｜

1 鲜香菇洗净后切片，圆白菜洗净后切丝。

2 煎锅倒油，炒蒜末、香菇片及胡萝卜丝，再加入圆白菜丝。

3 加盐拌炒，调味起锅即可。

配菜3 烫时蔬

材　料｜西蓝花100克，红彩椒、黄彩椒各10克。

调　料｜橄榄油1茶匙，盐适量。

做　法｜

1 西蓝花洗净，切小朵；红彩椒、黄彩椒洗净，切1厘米小段。

2 所有食材烫熟后，捞起沥干，加入油、盐拌匀即可。

配菜4 清炒大黄瓜

材　料｜大黄瓜100克、胡萝卜2克。

调　料｜蒜末4克，油1.5茶匙，盐适量。

做　法｜

1 大黄瓜洗净，切条；胡萝卜切丝。

2 热锅加油爆香蒜末、胡萝卜丝，放入大黄瓜条炒至八分熟后，加入盐调味炒熟即可。

如果刻意选择低升糖指数的食物，但没有控制摄取量，也无法有效控糖，反而会限制食物的选择。

控糖量，来一碗粥也行

从升糖指数的观点来看，越烂糊化的主食，越容易升血糖，这的确是吃粥的顾忌。但计划好一份糖量，升血糖的总量就能在掌控范围，在一份糖淀粉的替换下，就不需要排除粥品。粥不全然是牙口不好、食欲不振、消化不良时的替代，粥可以是一餐的美食。

右页的小米粥，主厨使用小米，一样是20克一份糖，不过整体碳水会略高于一份糖，因为配菜使用了1茶匙（约5克）的淀粉，淀粉会用于腌肉，所以用量不用太多，记得用小茶匙，可避免过量。

如果不想使用淀粉，又想要软化肉，可以使用其他方式替换，像用洋葱碎块、白萝卜泥、菇类泡水后的汁液、生姜泥、盐、味噌、蛋清等材料先进行腌渍。或是用米酒、黄酒、白酒、红酒等酒类，可提鲜、入味、调味，虽然部分含少量碳水，但因用量不多，基本上不用纳入糖量考虑。

如果要使用白米煮粥，可以使用冷藏后的隔夜饭，方便且口感更为顺口。

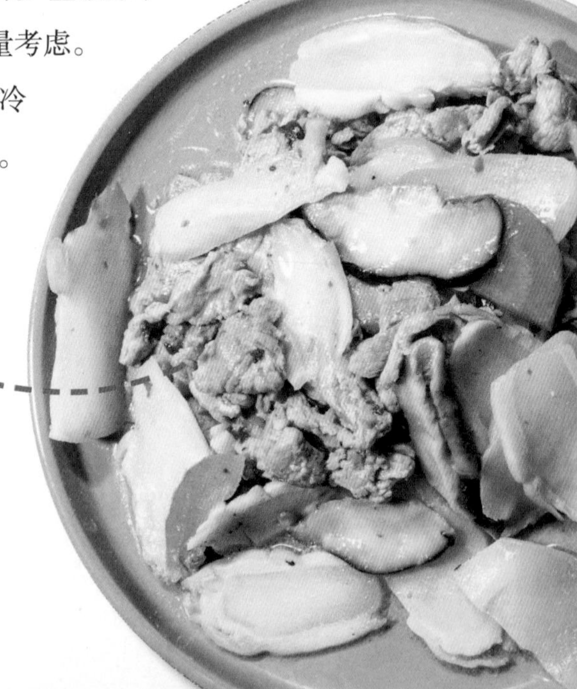

配菜

肉片炒儿菜

一份糖熟饭称重约40克，隔夜饭抗性淀粉比率较多，但含量也只占1.65%，对血糖控制效果有限。生米煮熟口感不同，要加快生米煮粥的时间，可以将洗泡过的白米、小米、紫米冷冻后再取出使用，小米、紫米、糙米的浸泡时间需久一点，水滚后再下锅，10分钟就可以完成。将冷冻米与蔬菜、易熟的蛋白质食物（蛋、海鲜、肉片）放一锅烹煮，无论分食或是独享，都是容易自煮又能平衡营养的料理。

小米粥餐盘

热量	蛋白质	脂肪	糖类	膳食纤维	净糖量
452.9千卡	31.1克	21.7克	35.9克	6.8克	29.1克

豆鱼蛋肉类	非豆鱼蛋肉类
22.2克	8.9克

非蔬菜糖量	蔬菜糖量
20.7克	15.2克

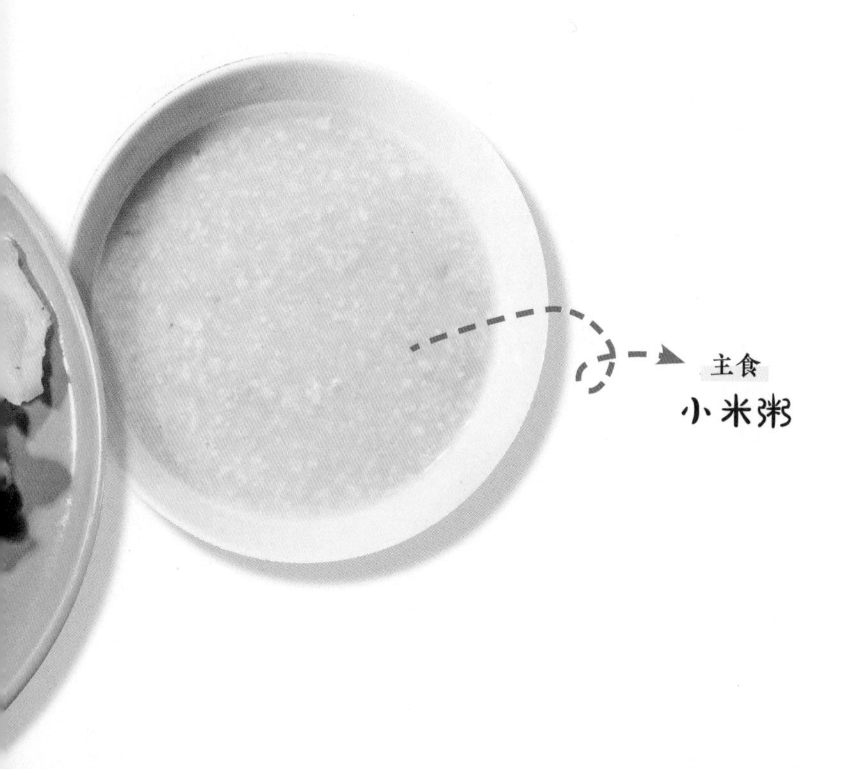

主食

小米粥

主食 小米粥

材　料｜小米20克。

配菜 肉片炒儿菜

材　料｜猪肉（小里脊）105克，儿菜200克，鲜香菇100克，胡萝卜15克。

调　料｜蒜末5克，淀粉1茶匙，米酒1茶匙，油1汤匙，酱油1汤匙，盐少许。

做　法｜

1 猪肉切片，加入酱油、米酒及淀粉腌15分钟。

2 儿菜与胡萝卜洗净，切片；鲜香菇切丝。

3 滚水烫猪肉片1分钟，捞起备用。

4 热锅加油，炒香蒜末、胡萝卜片与儿菜片，炒至八分熟后倒入烫熟的猪肉片，翻炒后加盐调味即可。

计划好一份糖量，让升血糖的总量得以在掌控范围，即能放心享用粥品。

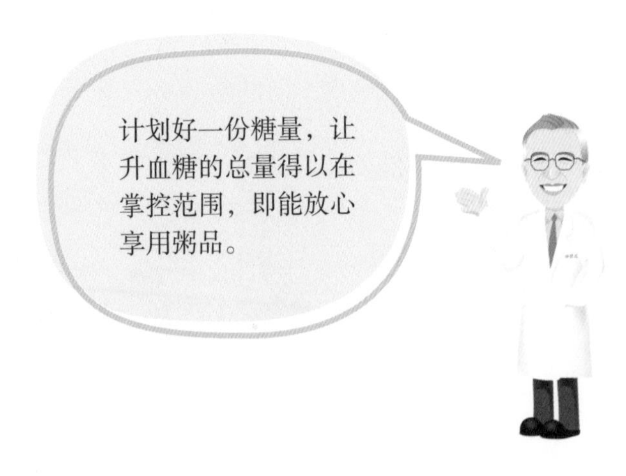

减少油脂的烹调方式

大家常说的“三少”，即少糖、少盐、少油，是对应“三高”健康议题。低糖饮食基本上已经做到少糖，蔬菜及蛋白质增量，以菜配饭；调整一段时间后，咸味也会下调，不过少油可就不一定了。

无油并不健康，减少油脂摄取，要看体重状态、减少体脂的目标，以及健康需求。针对体重偏轻、肌肉量不足的人并不适合过度减少油脂摄取。原因是减糖已经降了部分热量，而营养素供给组织新陈代谢需要热量，若处于热量负平衡，即使摄取足量蛋白质，也无法增加肌肉量。

慢性胰腺炎、胆囊疾病或是切除的人，必须调整油脂摄取量，这是因为他们对食物脂肪消化吸收较差。至少甘油三酯高的人，要优先注意饮酒及过多糖类的影响，脂肪摄取建议量和一般人相同。除了上述情况外，血糖代谢异常者普遍体脂过多，建议避免油脂摄取过量，减脂的效果更好。

如果使用油脂含量丰富的肉品，烹煮前可先去掉明显的脂肪，用空气炸锅炸、烤箱烤的方式有助减少成品的油脂含量。使用蒸、炖、煮、涮的方式，虽可减少添加油，但要注意油脂布满在汤汁里；要去油，可以放入冰箱，让油脂凝结，去油后回热再吃。或是选择不粘锅，用油量较少，又能保留煎炒的脆口感，也是一个不错的方式。

“海鲜麦片粥”为水煮料理，选择低油脂的海鲜（只有7.6克油脂来自海鲜，相当于1.5茶匙油），热量不到350千卡，也是低油、低热量的选择。

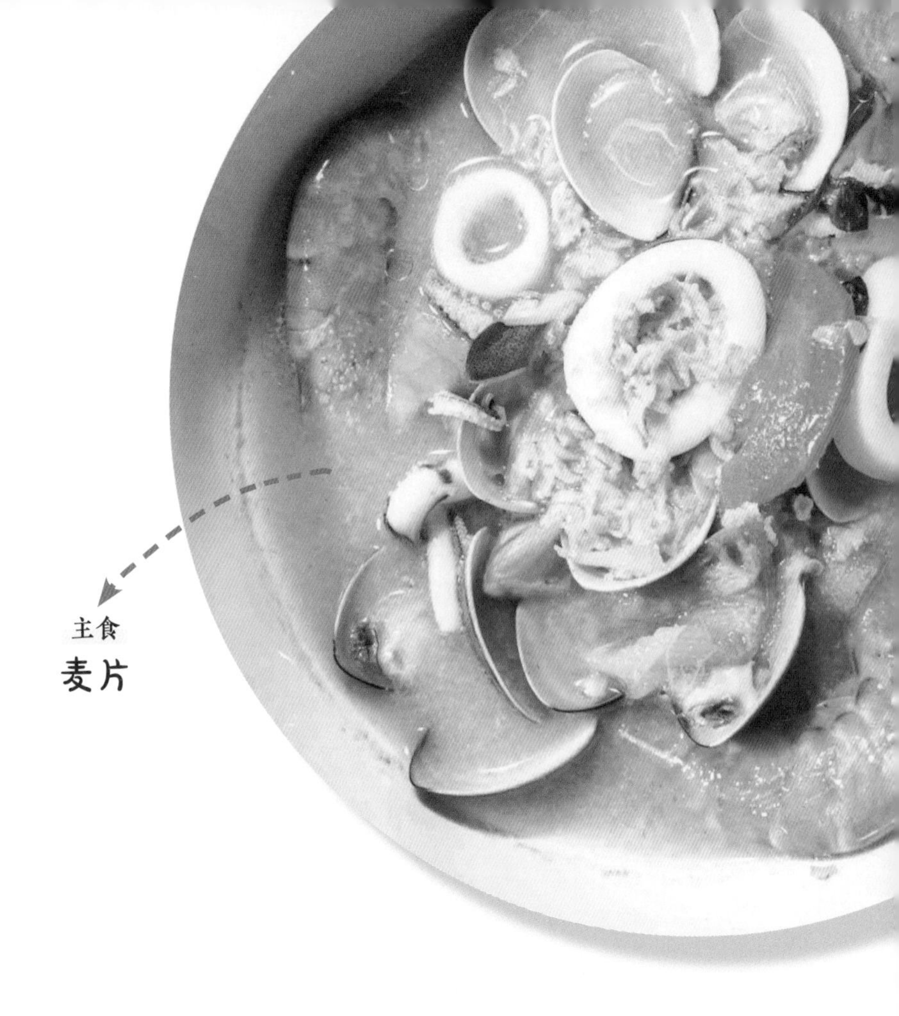

海鲜麦片粥

热量	蛋白质	脂肪	糖类	膳食纤维	净糖量
344.2 千卡	44.9 克	7.6 克	27.1 克	3.4 克	23.7 克

豆鱼蛋肉类	非豆鱼蛋肉类
41.0 克	3.9 克

非蔬菜糖量	蔬菜糖量
18.8 克	8.3 克

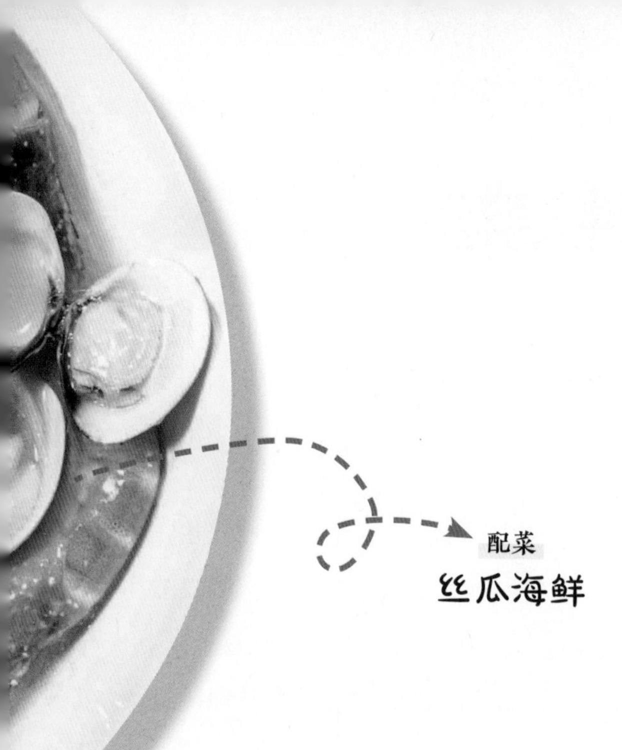

配菜

丝瓜海鲜

材　料｜麦片20克，鱿鱼圈120克，带壳白虾100克，文蛤160克，丝瓜200克。

调　料｜姜5克，油1茶匙。

做　法｜

1 丝瓜洗净、削皮、切块，姜切丝。

2 热油锅，炒丝瓜，五分熟后锅内再加水，水滚后放入文蛤、鱿鱼圈与带壳白虾，八分熟后加入麦片，煮1分钟即可。

完全无油的饮食并不健康，如果想要降低油脂摄入量，可通过料理法或食材挑选等方式来达到。

抗性淀粉是什么

抗性淀粉指的是肠道难以消化的淀粉，算膳食纤维的一种。相较于米、面类大约20分钟就能消化完毕，抗性淀粉则需120分钟。隔夜饭冰过再回热，即可增加抗性淀粉，红薯、土豆、糙米、玉米、豌豆、黑豆、鹰嘴豆、燕麦等，也含有较多的抗性淀粉，而我也挑选其中几项进行了测试。

我测试了鹰嘴豆罐头，一份糖鹰嘴豆70克重，内含5.3克蛋白质，我们的主厨参考了“西西里香炖鹰嘴豆”的料理方式，血糖在食用90分钟达到最高峰6.8毫摩/升。之后还测了玉米粒罐头，主厨准备了“普罗旺斯温沙拉”，包含了一份糖玉米粒120克（约300颗）、火腿丁、鲔鱼片、鸡蛋、小番茄、彩椒、辣椒、蒜泥、海盐、橄榄油（少许），30分钟血糖7.6毫摩/升。

我也测过红薯一份糖，30分钟最高餐后血糖8.2毫摩/升。在右页“板栗红薯佐豆腐”这道料理中，50克红薯的分量不多，超市里最小的烤红薯，就至少有2份糖类。依上述的测试，只有鹰嘴豆的血糖上升变化比较能显现抗性淀粉的特性。当然这只是我个人的实验观察，不宜延伸为科学结论。

至于隔夜饭、面包，回热再吃，我虽没有测试比较，但推测减少血糖效益有限。

板栗红薯佐豆腐餐盘

热量	蛋白质	脂肪	糖类	膳食纤维	净糖量
670.5 千卡	24.1 克	51.3 克	36.0 克	9.2 克	26.8 克

豆鱼蛋肉类	非豆鱼蛋肉类
17.7 克	6.4 克

非蔬菜糖量	蔬菜糖量
21.4 克	14.6 克

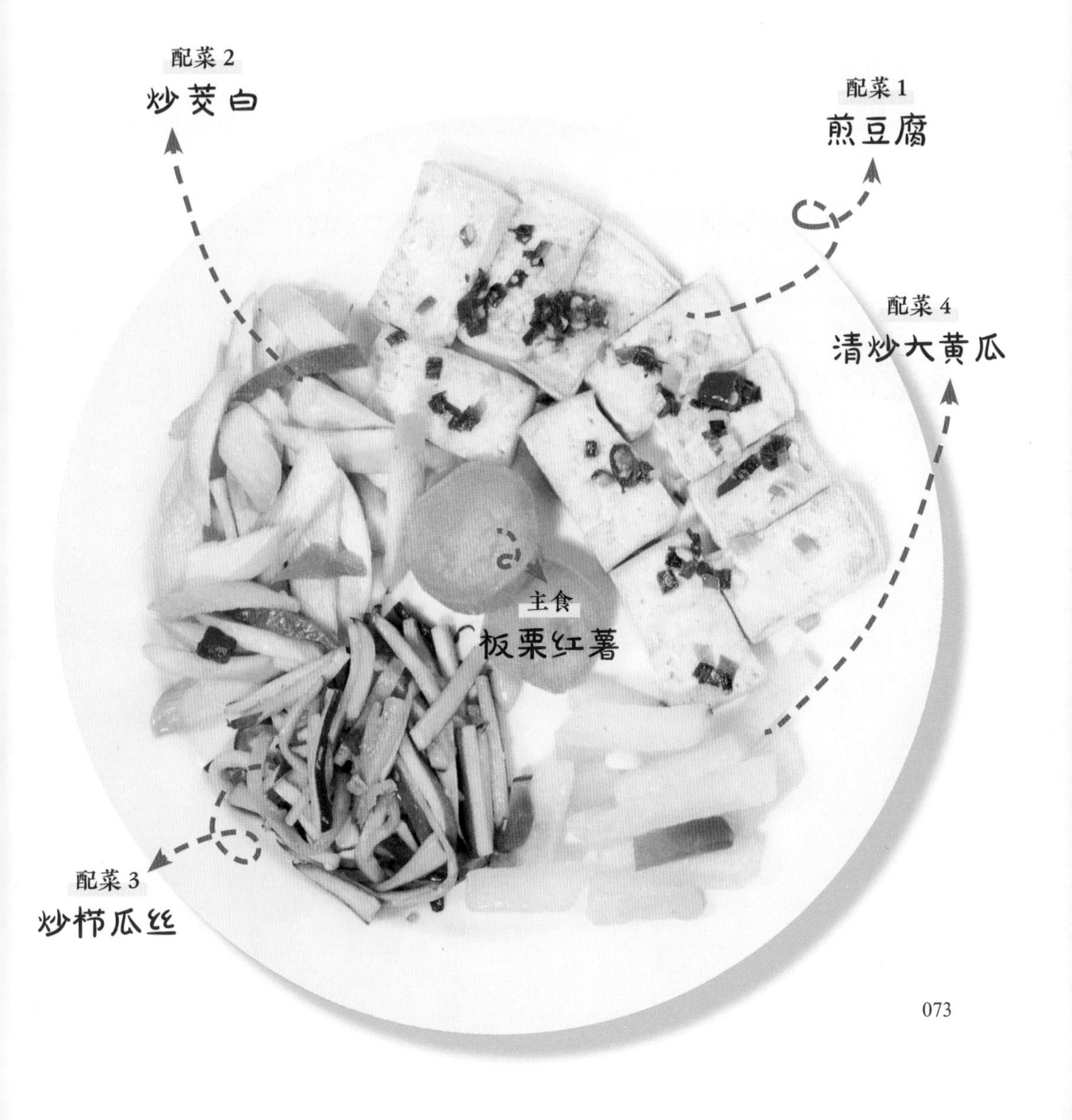

主 食 板栗红薯

材　料｜板栗红薯50克。

配菜1 煎豆腐

材　料｜豆腐1盒（360克）。

调　料｜红辣椒末3克，蒜末4克，葱末8克，橄榄油1汤匙，盐适量。

做　法｜

1 豆腐切块。

2 起油锅，放入豆腐块，先以大火煎2分钟，再转中火。豆腐翻面煎至两面金黄。

3 盛盘，撒上红辣椒末、葱末、蒜末及适量盐调味即可。

配菜2 炒茭白

材　料｜茭白100克，胡萝卜8克。

调　料｜蒜末2克，油2茶匙，盐适量。

做　法｜

1 茭白处理干净、切片，胡萝卜洗净、切丝。

2 热油锅后爆香蒜末、胡萝卜丝，放入茭白炒至八分熟后，加入盐调味炒熟即可。

配菜3 炒栉瓜丝

材　料｜栉瓜100克。

调　料｜盐适量，红辣椒末2克，蒜末4克，油1.5茶匙。

做　法｜

1 栉瓜洗净，切丝。

2 热油锅后爆香蒜末、辣椒末，放入栉瓜丝炒至八分熟后，加入盐调味炒熟即可。

配菜4 清炒大黄瓜

材　料｜大黄瓜100克，胡萝卜2克。

调　料｜蒜末4克，油1.5茶匙，盐适量。

做　法｜

1 大黄瓜洗净、切条，胡萝卜切丝。

2 热锅加油爆香蒜末、胡萝卜丝，放入大黄瓜条炒至八分熟后，加入盐调味炒熟即可。

经个人测试，抗性淀粉的减糖特性并不明显，但将一餐没吃完的米饭、面包冰过再加热食用，能避免食物浪费。

日式料理的低糖饮食

日式料理在台湾地区相当普遍，低糖饮食遇到日式料理该怎么调整呢？参考右页的“握寿司餐盘”，可以看出主食为2块寿司。当主食糖类量少时，搭配的其他食物就要足量，才能兼顾控糖、营养及饱足。此餐盘搭配了200克蔬菜，其中香菇含较多的蛋白质，提供了接近1份蛋白质，生鱼片、煎三文鱼、蛋、文蛤提供了6份多蛋白质，对蛋白质及饱足需求不需要这么多的人，将三文鱼量减半即可。鱼肉去皮去骨，1份蛋白质的参考生重为：三文鱼及旗鱼28克，鲔鱼30克，海鲡或鲈鱼约35克，鳕鱼、鲭鱼或黄金鲱鱼约48克。

日式餐饮有多种形态，包括寿司、拉面、串烧、寿喜烧、铁板烧等。除了拉面，海鲜、肉、蛋料理合计的蛋白质食物在营养及饱足上是够的，蔬菜则相对不足，主要在蔬果沙拉中。牛蒡膳食纤维虽多，但归在全谷杂粮类，107克是一份净糖。炸物裹粉必须加计糖量，日式唐扬鸡150克有一份糖，韩式炸鸡则含糖更多，约80克含一份糖。20克左右的咖喱块，含7～10克碳水，苹果也有可能一起出现在咖啡饭或面料理中。

2个章鱼烧、约1/4个大阪烧、1～2个鱼板含有一份糖，1个可乐饼约1.5份糖，天妇罗炸虾视虾子大小1尾1～2份糖，长条天妇罗约0.7份糖、片状约1.3份糖。此外，寿喜烧酱汁也含糖，在计算糖量时都要留意。

握寿司餐盘

热量	蛋白质	脂肪	糖类	膳食纤维	净糖量
585.3 千卡	50.5 克	32.8 克	25.4 克	5.0 克	20.4 克

豆鱼蛋肉类	非豆鱼蛋肉类	非蔬菜糖量	蔬菜糖量
44.2 克	6.3 克	15.8 克	9.6 克

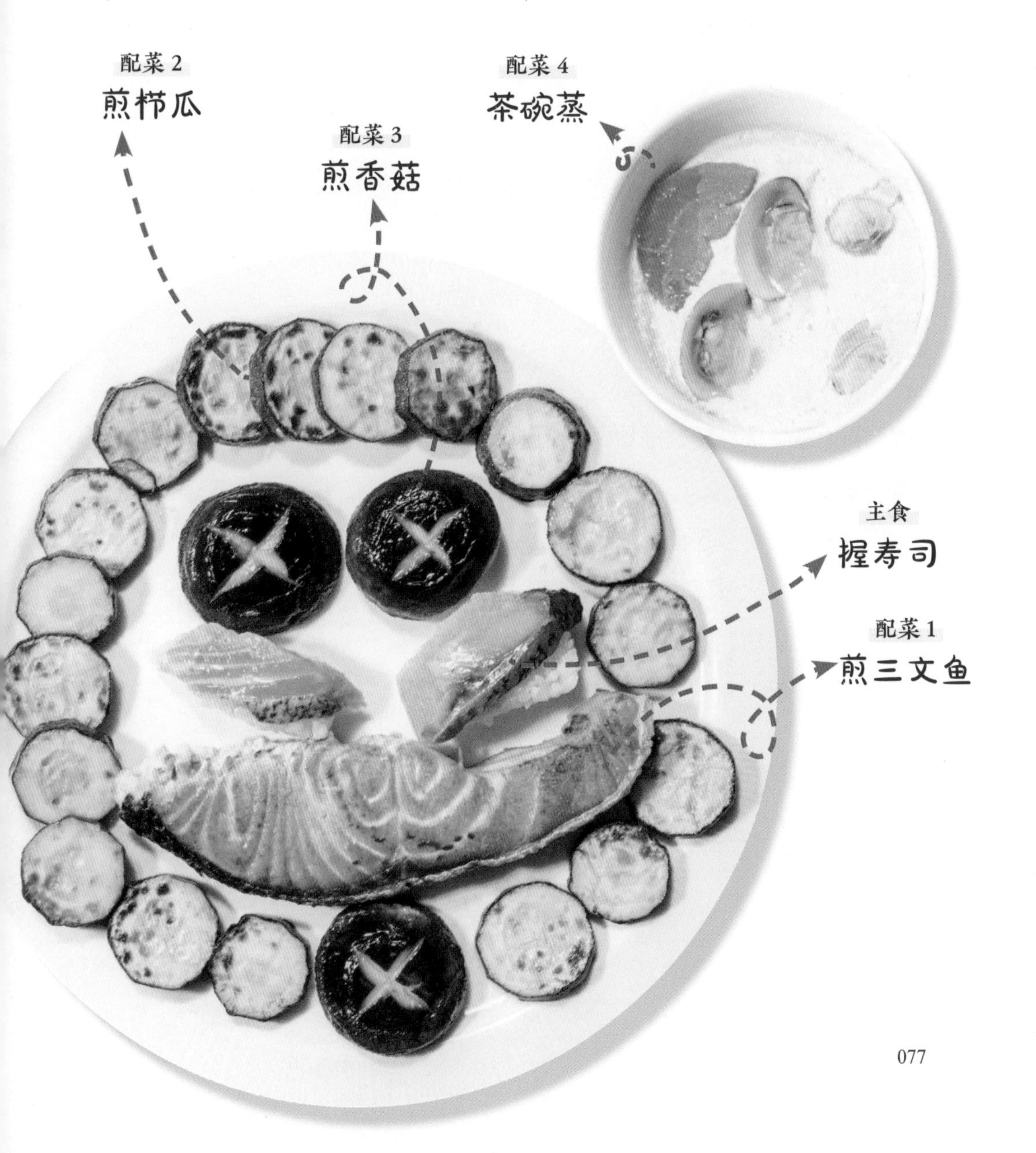

主 食 握寿司

材　料｜寿司饭34克，生鱼片15克。

配菜1 煎三文鱼

材　料｜三文鱼130克。

调　料｜油0.5茶匙。

做　法｜

1 三文鱼处理干净。

2 热锅放油，再放入三文鱼将两面煎熟即可。

配菜2 煎栉瓜

材　料｜栉瓜100克。

调　料｜油1茶匙，盐适量，黑胡椒粒少许。

做　法｜

1 栉瓜洗净、切0.5厘米左右备用。

2 热油锅，小火慢煎栉瓜片至微焦后翻面。

3 两面都上色后，撒上盐、黑胡椒粒即可。

配菜 3 煎香菇

材　料｜鲜香菇100克。

调　料｜油2茶匙。

做　法｜

1 鲜香菇洗净，去香菇蒂头，划十字。

2 热锅放油，小火将香菇两面煎至微焦黄即可。

配菜 4 茶碗蒸

材　料｜鸡蛋1个，大文蛤4个（约60克），胡萝卜2克。

做　法｜

1 鸡蛋打散，加入200毫升水，蒸至八分熟。

2 再加入文蛤与胡萝卜蒸熟即可。

普遍来说，日式料理的蔬菜量较为不足，含糖量的误区也较多，需特别留意。

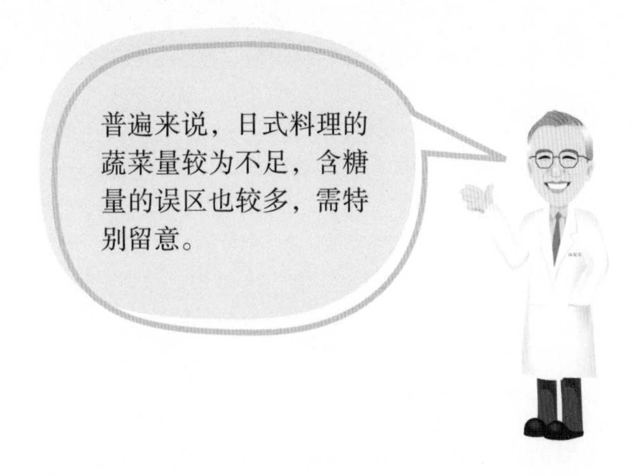

大豆制品
比肉类更健康吗

以一份蛋白质的黄豆与牛排比较（皆含7克蛋白质），脂肪总量相近（分别为3.1克、3.6克），而鱼排的脂肪量则大约是黄豆的八成，蛋的脂肪量比鱼再少一点。从宏量营养素的角度来看，黄豆的营养价值是高的。不同来源的蛋白质各有其微量营养素的优点，而不同氨基酸及脂肪酸的含量，也是各有长处。因此，优劣的比较是没有绝对的。

大豆类营养丰富，但营养素各有不同

每100克大豆类	蛋白质	碳水化合物	膳食纤维	净糖量
黄豆	5份	32.9克	14.5克	18.4克
黑豆	5份	33.7克	21.5克	12.2克
毛豆	2份	12.5克	6.4克	6.1克

大豆类常以加工制品烹调，其100克的蛋白质含量不同：豆皮3.5份、素鸡2份、五香豆干2.8份、豆腐丝2.6份、黑豆干2.5份、千张2份、三角油豆腐1.8份、木棉豆腐1.4份、传统豆腐1.2份、鸡蛋豆腐1份、嫩豆腐0.7份、豆花0.5份。

素食者可将大豆制品纳入蛋白质食物清单，在营养素多样性上可以获取更多，且饱和脂肪摄取量可以减少。大豆制品也常出现在荤食的料理

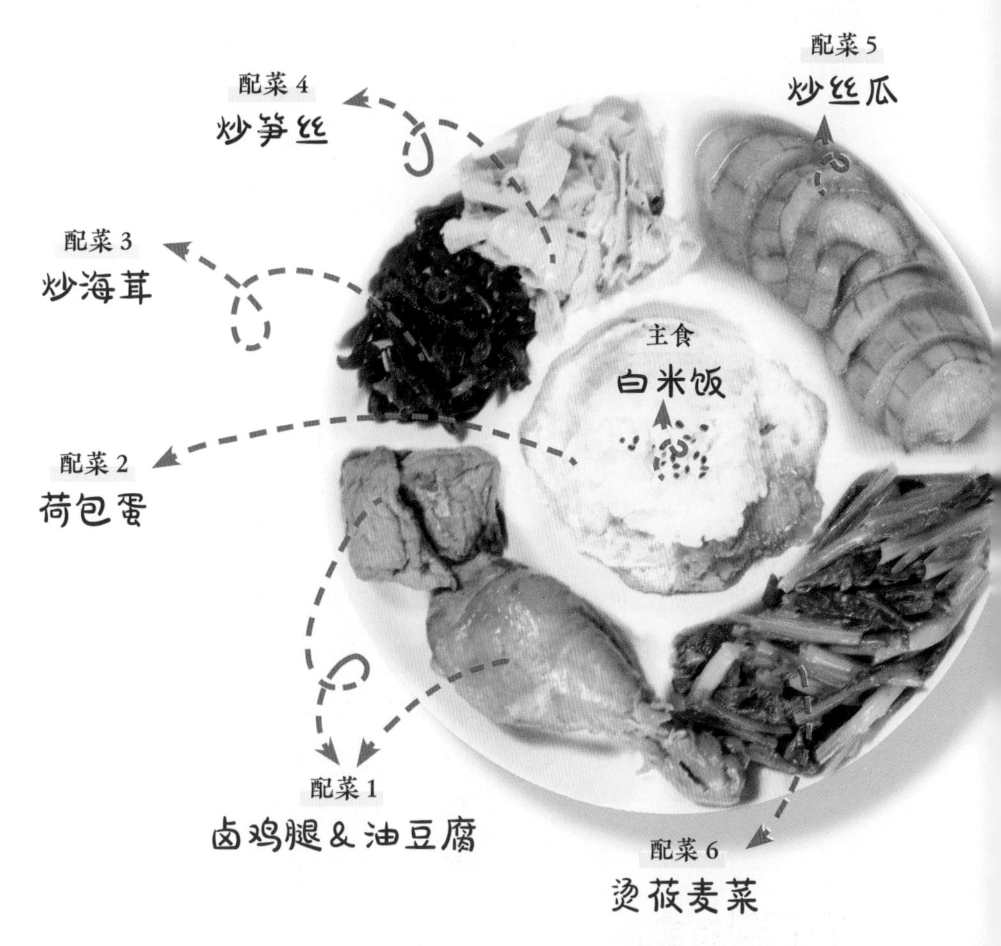

中，例如鱼虾和豆腐蒸、豆干丝和小鱼干炒、培根豆皮卷等。在右页的卤鸡腿饭这道料理中，综合了三角油豆腐、鸡肉、小鱼干及蛋，提供4份蛋白质，海茸及其他蔬菜也含2份蛋白质。

卤鸡腿饭餐盘

热量	蛋白质	脂肪	糖类	膳食纤维	净糖量
790.7千卡	45.9克	52.8克	38.6克	6.2克	32.4克

豆鱼蛋肉类	非豆鱼蛋肉类
31.8克	14.1克

非蔬菜糖量	蔬菜糖量
24.7克	13.9克

主 食 白米饭

材 料｜白米饭40克，熟黑芝麻少许。

配菜1 卤鸡腿&油豆腐

材 料｜带骨棒鸡腿90克，三角油豆腐2块。

调 料｜葱20克，姜10克，卤包1包，酱油50克。

做 法｜

1 带骨棒鸡腿洗净，在表面划上刀痕，帮助入味。

2 葱切段，姜切片。

3 带骨棒鸡腿、油豆腐、葱段、姜片、卤包及酱油放入锅中，加适量水，煮熟装盘即可。

配菜2 荷包蛋

材 料｜鸡蛋1个。

调 料｜油1茶匙。

做 法｜热锅加油，将蛋打入，煎至凝固后再翻面煎熟即可。

配菜3 炒海茸

材 料｜海茸50克。

调 料｜油1茶匙，盐适量。

做 法｜

1 海茸洗净切段，滚水烫30秒沥干备用。

2 起油锅，放入海茸拌炒，加入酱油调味即可。

配菜4 炒笋丝

材　料｜笋丝50克，小鱼干10克。

调　料｜油1.5茶匙，盐适量。

做　法｜

1 笋丝洗过沥干备用。

2 起油锅，放入笋丝、小鱼干翻炒后加盐调味即可。

配菜5 清炒丝瓜

材　料｜丝瓜100克。

调　料｜橄榄油1茶匙，盐适量。

做　法｜

1 丝瓜去皮、切块。要煮前再处理丝瓜，以免变黑。

2 热油锅，放入丝瓜块以中火拌炒约30秒，倒入少许水，开大火焖煮约2分钟。

3 加盐调味，快速拌匀盛盘即可。

配菜6 烫莜麦菜

材　料｜莜麦菜100克。

调　料｜油1茶匙，盐适量。

做　法｜

1 莜麦菜洗净、切段，滚水烫3分钟捞起沥干。

2 加盐、油拌匀即可。

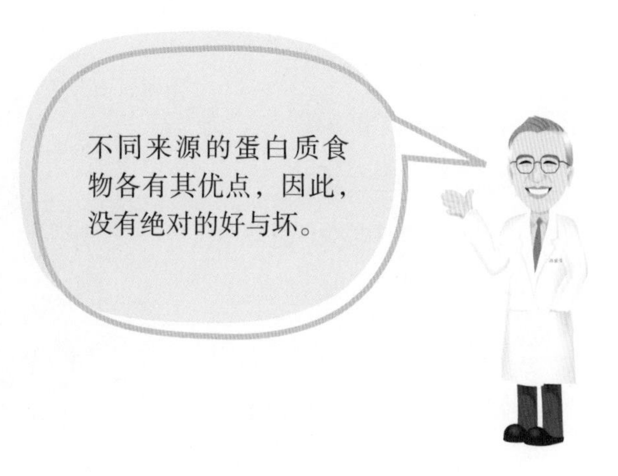

土豆

品种丰富、食谱多

土豆约90克一份糖，在西式餐点中，和面、面包一样，常出现在餐桌上，提供主食糖量。相较于红薯（48～60克一份糖）很少和其他蔬菜、蛋白质食物搭配成为一道料理，而加入玉米、南瓜、土豆的料理食谱就很多。右页所示范的“酸辣土豆丝”并不是以完整一餐的菜肴来呈现，而是搭配少量配色蔬菜的主食，类似炒饭、炒面的料理。

土豆的品种很多，有褐皮、红皮、紫皮、白心、黄心、迷你等，碳水的含量相近。口感上分面和脆两种，面土豆较适合炖煮、做浓汤和炸；皮浅黄的脆质土豆主要用于咖喱料理、日式土豆炖肉和炒，炒土豆丝用的就是这个品种。其他不同颜色的彩色土豆适合的料理有炸、蒸熟后挖空果肉当盛装容器等。土豆的升糖指数反应和品种及烹调方式有关，从低到高依序为：水煮、煎、炸、烘烤，在控制糖量的前提下，血糖影响的差异不大。

这道主食料理热量有174千卡，味道丰富，搭配蔬菜或汤料理，例如番茄鸡蛋豆腐；荤食可

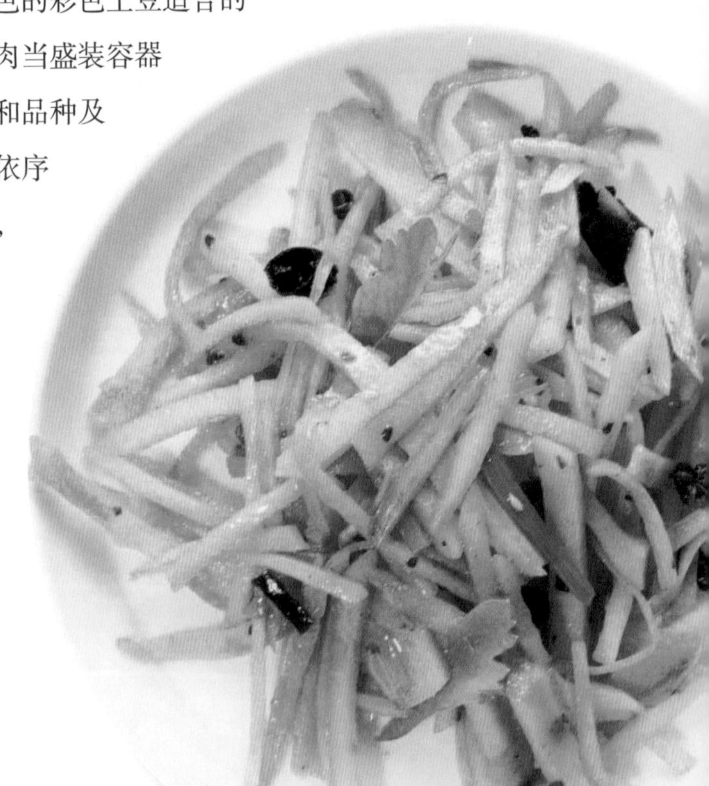

参考第70页的海鲜麦片粥料理，以炒土豆丝取代麦片，这两种搭配方式，热量合计都不超过500千卡。

酸辣土豆丝

热量	蛋白质	脂肪	糖类	膳食纤维	净糖量
174.0千卡	3.0克	10.7克	18.5克	3.4克	15.1克

豆鱼蛋肉类	非豆鱼蛋肉类
0.0克	3.0克

非蔬菜糖量	蔬菜糖量
16.7克	1.8克

材　料｜土豆90克。

调　料｜葱5克，干辣椒5克，花椒5颗（3克），油2茶匙，盐适量，乌醋2茶匙，香菜末少许。

做　法｜

1 土豆洗净，削皮切丝，泡冷水后捞起沥干。

2 热锅放油，炒香葱、干辣椒和花椒，放入土豆丝。

3 炒熟后，放入盐与乌醋拌炒，撒上香菜末即可。

土豆的升糖指数和品种及烹调方式有关，控制糖量的前提下，对血糖影响的差异不大。

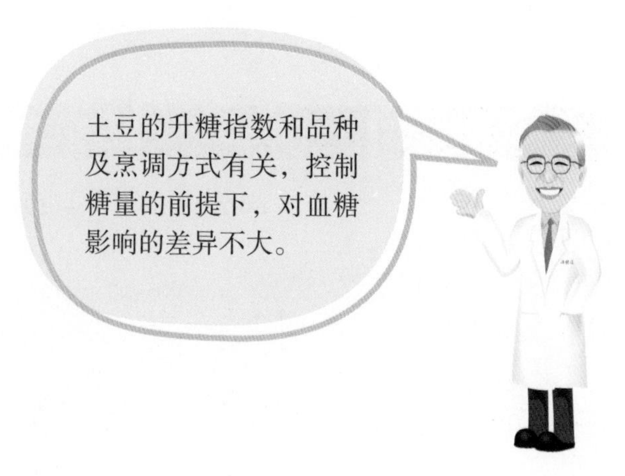

营养丰富的加蛋汤料理

蛋的煮汤料理，是可以独享或是分食的简易料理，而豆腐及番茄任一项或是两项，都可以和下列蔬菜搭配：紫菜、海带芽、海葡萄、蘑菇、香菇、秀珍菇、金针菇、丝瓜、洋葱、白菜、圆白菜、大黄瓜、竹笋、芹菜叶、山茼蒿、秋葵、菠菜、菜花、木耳、青木瓜（100克净糖量4.8克，比洋葱8.7克少）等，变化出各种不同味道。

蛋料理中添加的蛋白质，除了豆腐、豆皮外，毛豆也是不错选择，膳食纤维丰富，每100克净糖量才6.1克。并不是每样豆制品蛋白质都丰富，例如响铃涮涮卷，一个才含蛋白质0.9克，脂肪却有11.5克，碳水0.8克。对非蔬食者来说，简单料理的蛋白质除了肉片外，还可加入贡丸或鱼丸，虽然不是原型食物，但可偶尔选用，不但方便获取，还可以估算好蛋白质份数，再决定放几粒。

贡丸种类	蛋白质	脂肪	碳水化合物
猪肉贡丸（一粒19克）	3.0克	4.9克	1.0克
虱目鱼丸（一粒19克）	2.2克	4.0克	2.2克
墨鱼丸（一粒28克）	2.4克	3.4克	3.5克

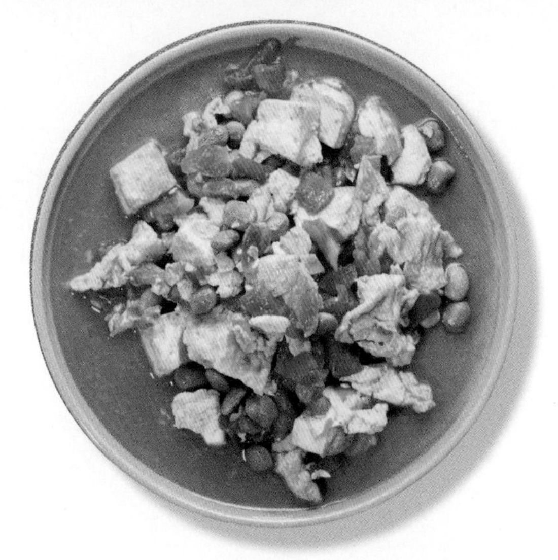

这道番茄鸡蛋豆腐汤没有设计主食，可以选择加入少许玉米、南瓜，非蔬菜的糖量会再增加一些。

番茄鸡蛋豆腐汤

热量	蛋白质	脂肪	糖类	膳食纤维	净糖量
318.6 千卡	22.3 克	20.1 克	17.4 克	5.6 克	11.8 克

豆鱼蛋肉类	非豆鱼蛋肉类	非蔬菜糖量	蔬菜糖量
19.9 克	2.4 克	11.2 克	6.2 克

材　料｜鸡蛋1个，番茄1个（150克），豆腐115克，毛豆仁50克。

调　料｜油2茶匙，盐适量，酱油1汤匙。

做　法｜

1 番茄洗净、划十字，泡开水约2分钟，去皮切丁。

2 鸡蛋打散，豆腐切正方形备用。

3 热锅放油，煎豆腐至两面微黄，倒入蛋液煎熟后起锅。

4 再倒入油、加入番茄丁、毛豆仁炒香后加入半碗水与酱油，再加入鸡蛋豆腐煮到入味，加盐调味即可。

毛豆是不错的食材，富含膳食纤维，每100克净糖量才5克。

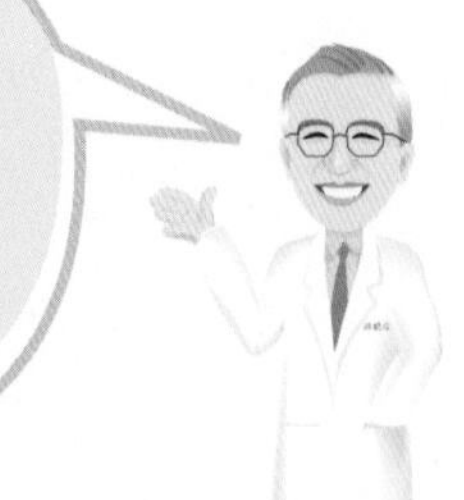

大豆家族
好搭多变化

豆包、豆皮都是取自豆浆加热后的上层薄膜，可分成生豆包及烘干油炸过的。一张豆皮约接近1份蛋白质，香菇及木耳也是含蛋白质的蔬菜。豆皮的烹调及入味方式很多，有炒、红烧、凉拌、烟熏、包卷、烤、煮等。

和豆皮类似的还有腐竹。一样是豆浆加热煮沸后，表面形成一层薄膜，将挑出的薄膜下垂成枝条状，再经干燥，因形状像竹枝，所以称为腐竹。

千张是一种特殊的大豆制品，是一片特别大、特别薄、有一定韧性的豆腐干，由特制工具层层压制而成。成品看起来有千百张叠加在一起，所以称为“千张”。千张可以炒、当馅皮或卷皮，让大豆制品作为蛋白质来源选择，有更丰富的味道。

大豆制品	蛋白质	脂肪	碳水化合物
生豆包（100克）	21.5克	10~12.6克	1.8克
炸豆皮（100克）	23克	27克	1.8克
腐竹（100克）	47~53克	24~30克	4~14克
千张一片（3~9克）	1.6~4.8克	0.5~1.5克	0.3~1.0克

“什锦蔬菜炒豆包”的蔬菜已经提供一份糖量，蛋白质也超过4份，在搭配上可以再加上一份糖主食，饭、面食或粥皆可，热量增加至450千卡左右。

当蔬菜已经提供一份糖量，可自行选择再加上一份糖主食，或不加也可以。

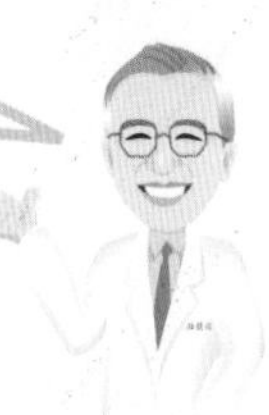

什锦蔬菜炒豆包

热量	蛋白质	脂肪	糖类	膳食纤维	净糖量
377.8千卡	36.7克	19.5克	19.6克	7.3克	12.3克

豆鱼蛋肉类	非豆鱼蛋肉类	非蔬菜糖量	蔬菜糖量
31.6克	5.1克	4.7克	14.9克

材　料｜豆包2片（约125克），圆白菜100克，鲜香菇100克，胡萝卜片15克，芹菜25克。

调　料｜姜丝10克，油1茶匙，盐适量，辣椒酱1汤匙。

做　法｜

1 鲜香菇洗净后切片，圆白菜洗净后切丝，芹菜洗净后切段。

2 热锅放油炒香姜丝，依序放入豆包、圆白菜丝、香菇片、胡萝卜片炒熟。

3 加盐、辣椒酱拌炒入味，洒上芹菜段装盘即可。

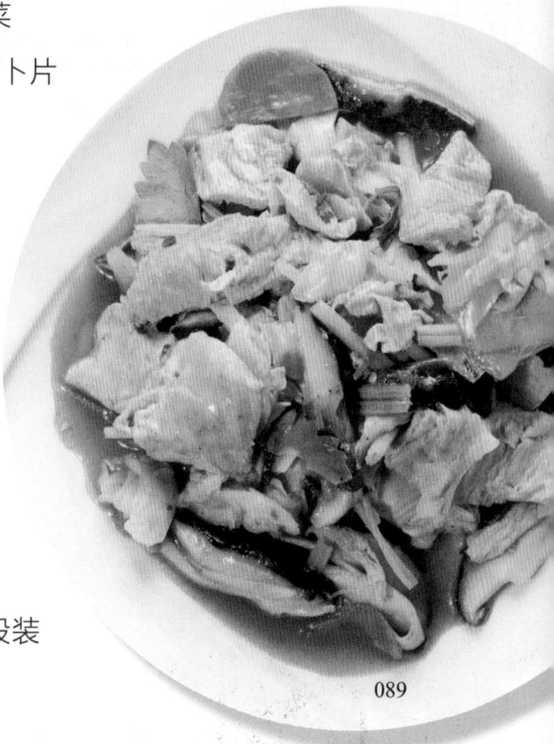

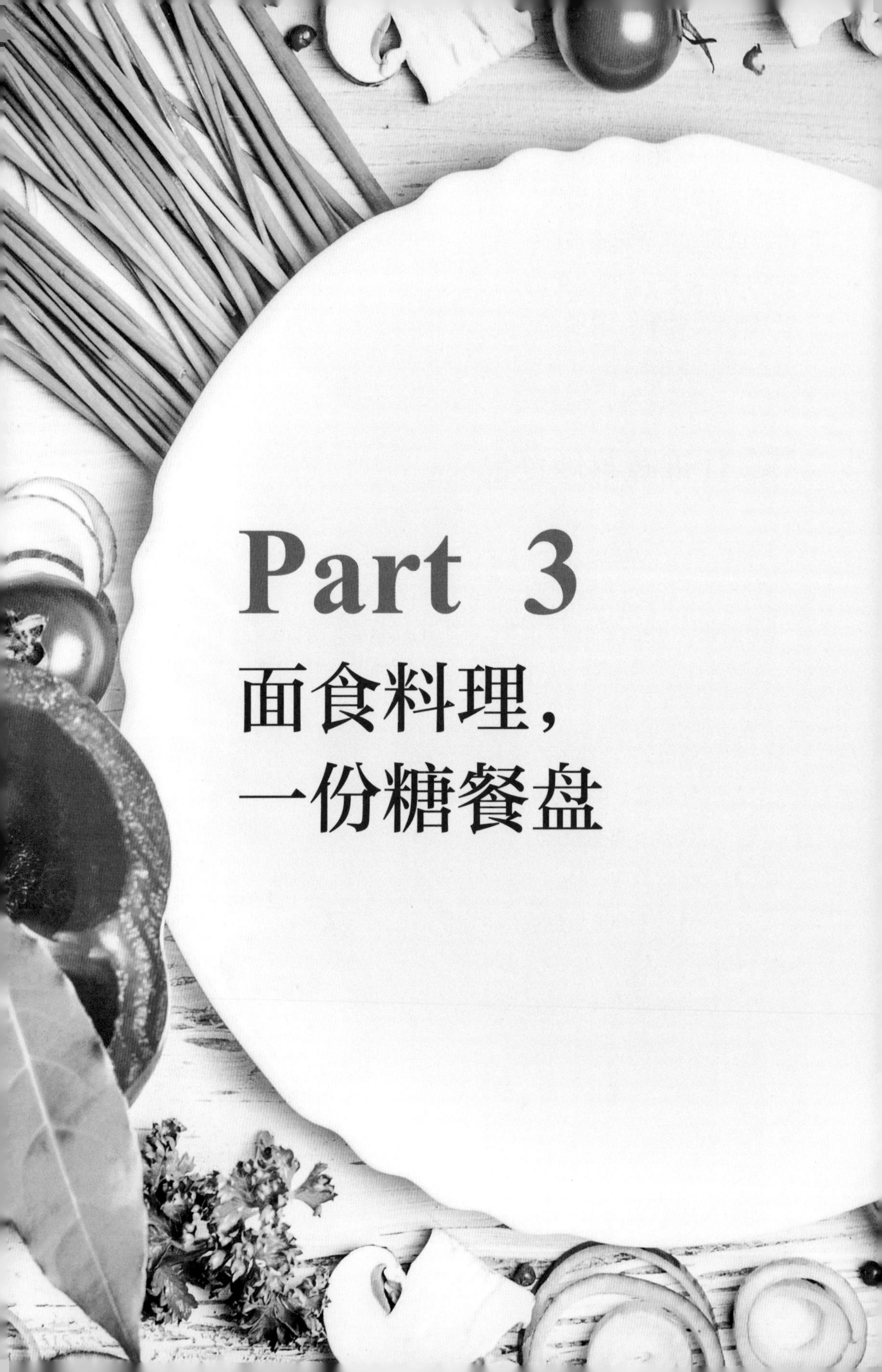

Part 3

面食料理，一份糖餐盘

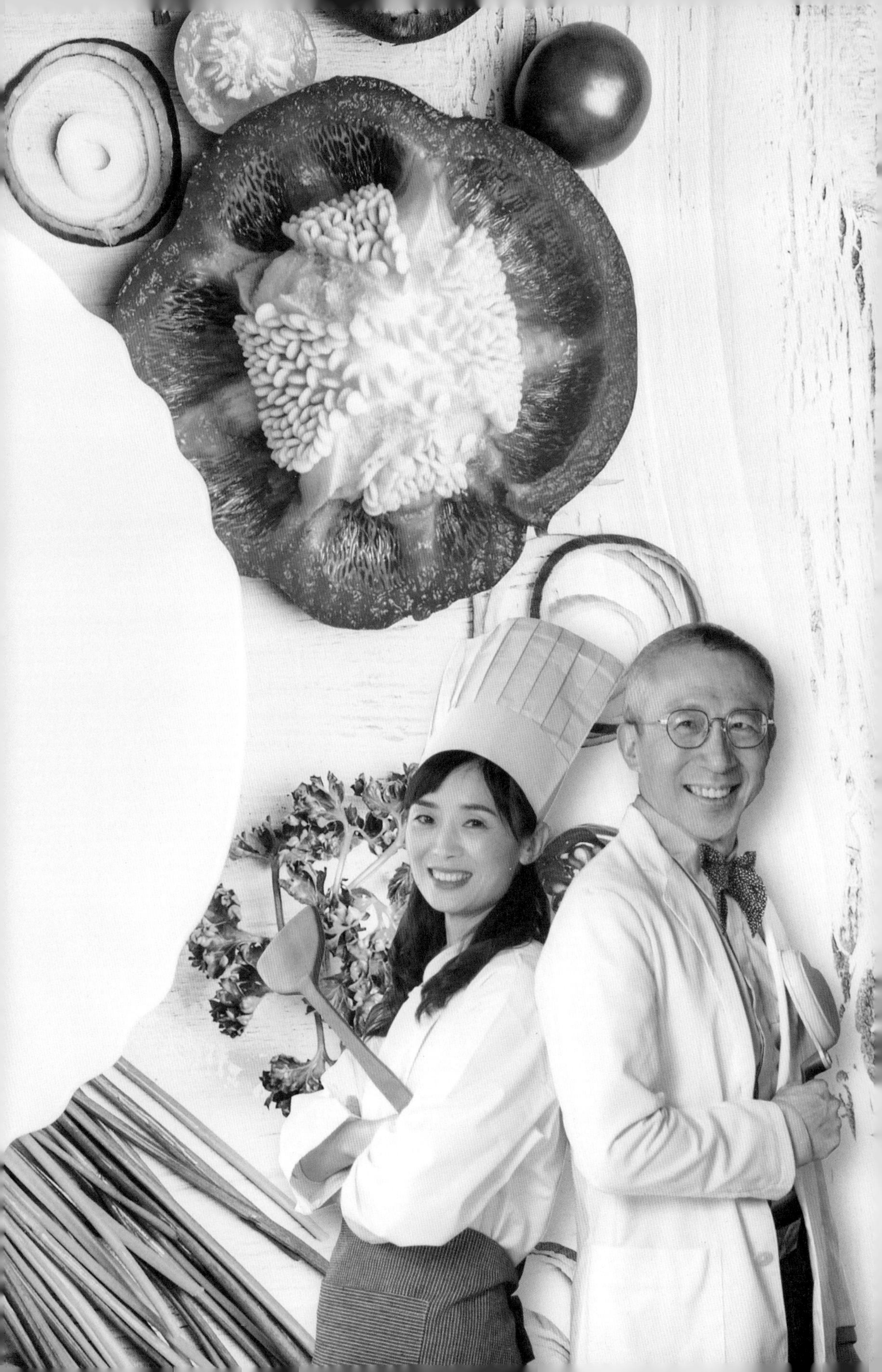

不用计算，也能控好热量

书中食谱一餐的热量平均约为500千卡（少则300千卡，多则接近900千卡），每餐都搭配了至少3份蛋白质，早餐的蔬菜配量较少。这也比较接近一般大众的生活习惯，热量相对也较低。

影响热量最多的是烹调方式，油煎的菜色多，热量就会跟着高，其次是肉本身的油脂含量；反之，书中烫煮为主的餐盘，热量一般都不超过500千卡，像“海鲜粉丝汤”这道料理，热量只有455千卡。当要调整热量摄取时，读者可以根据需求，自行选择烹煮方式及食材。

热量的需求虽然有公式，可根据身体状况及活动量估算，但我并不鼓励以这种方式进行，因为估算有难度。要算出热量，得从每项食材、调味品、烹调油逐一称重或使用量匙；接下来运用食品标示及资料库查询，找出各品项对应的宏量营养素（碳水化合物、蛋白质、脂肪）含量，再相加得到总热量。如果不是一人份的备餐，还要平均分配，再除以用餐人数；如果每个人的实际摄取不同，还要个别称重，才能准确计算。

热量消耗比摄取量更难以准确估算，无论使用对照表或是穿戴型装置，所提供的消耗量都只是参考。而且人体大脑下视丘的调节基本上会调整成阻挡长期热量输出的负平衡，这也就是为什么减重刚开始进度快，之后就会慢下来，而复胖却很容易。建议以低糖饮食搭配持续运动，会有不错的减脂效果。对于改善血糖代谢而言，控制糖量比计算热量更为关键。

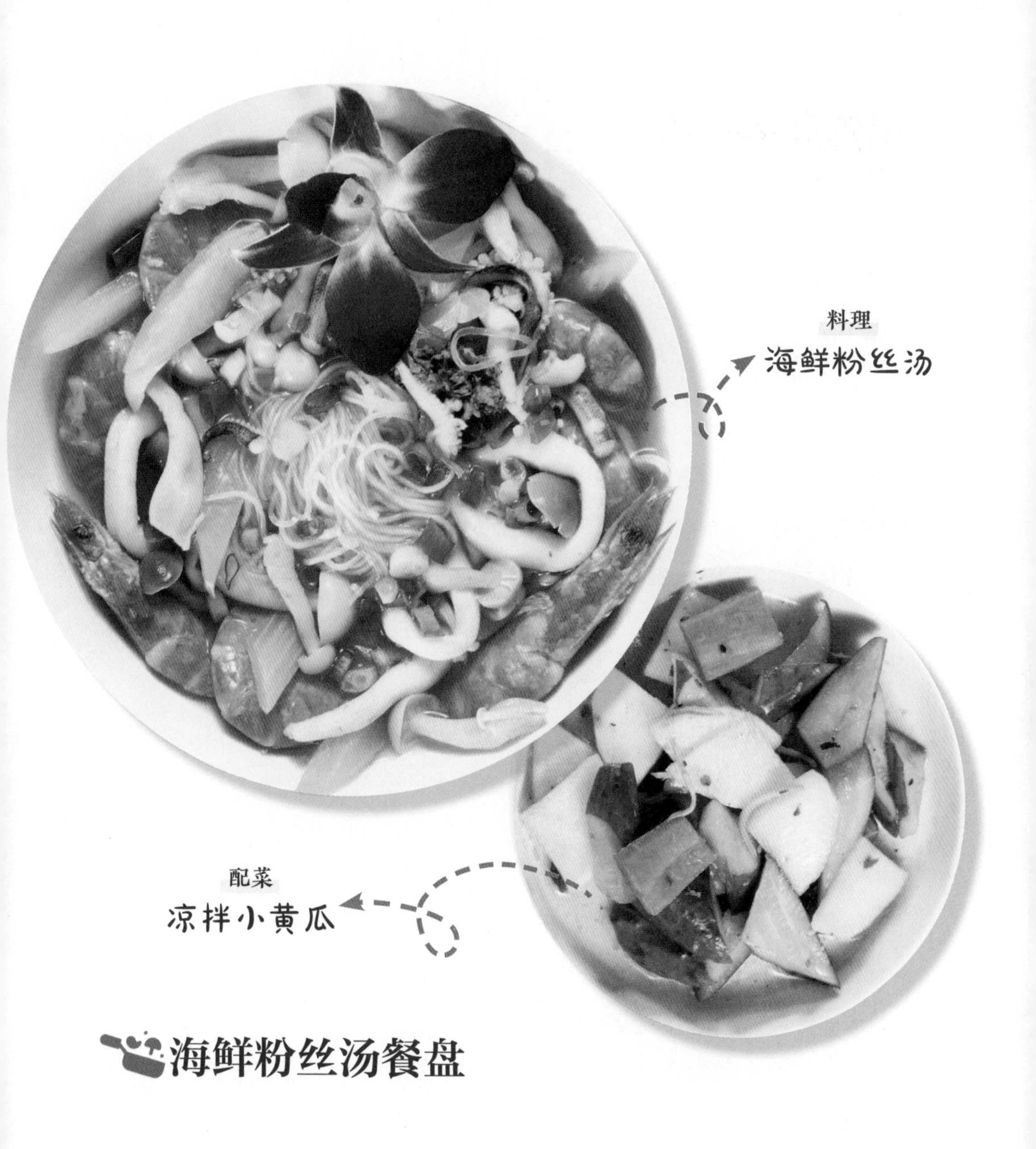

海鲜粉丝汤餐盘

热量	蛋白质	脂肪	糖类	膳食纤维	净糖量
455.5 千卡	44.2 克	17.7 克	33.6 克	6.2 克	27.4 克
豆鱼蛋肉类	非豆鱼蛋肉类		非蔬菜糖量	蔬菜糖量	
39.5 克	4.7 克		18.5 克	15.1 克	

料理 海鲜粉丝汤

材　料｜粉丝20克，南美白虾8尾（含壳约150克），鱿鱼圈120克，蟹味菇、白玉菇、芹菜各50克。

调　料｜姜3片约6克，橄榄油2茶匙，盐少许。

做　法｜

1 粉丝泡温水约20分钟，泡开变软；南美白虾、鱿鱼圈处理干净；蟹味菇、白玉菇洗净，撕散；芹菜洗净，切段。

2 滚水放入姜片，放入蔬菜类，加适量盐煮熟。

3 放入粉丝煮1分钟（烹煮时间依个人口味决定软硬度），再放入海鲜。

4 煮熟后，装盘淋上橄榄油即可。

配菜 凉拌小黄瓜

材　料｜小黄瓜130克，白萝卜70克，胡萝卜10克。

调　料｜盐、辣椒油各少许。

做　法｜

1 小黄瓜洗净，切段后用刀背拍裂；白萝卜与胡萝卜洗净，切块后放入容器中。

2 放少许盐抓腌后放置半小时。

3 半小时后小黄瓜会出水，先将水倒掉，再用开水将小黄瓜稍微冲洗并沥干。

4 加入辣椒油及适量盐，抓匀后盖上盖子放置冷藏至少1小时即可（放置隔天会更入味）。

酱料 自制好吃辣椒油

材　料｜干辣椒粉50克，油200克，白芝麻50克。

调　料｜八角4颗，老姜5~6片，花椒10颗。

做　法｜

1 热锅，倒入油待冒烟（约180℃），将老姜、八角、花椒放入油锅，微炸出香味。

2 耐热容器中依顺序放入干辣椒粉、白芝麻（放最上面），倒入步骤1炒香的油，搅拌均匀。

3 冷却后分装玻璃瓶，可冷藏存放3个月。

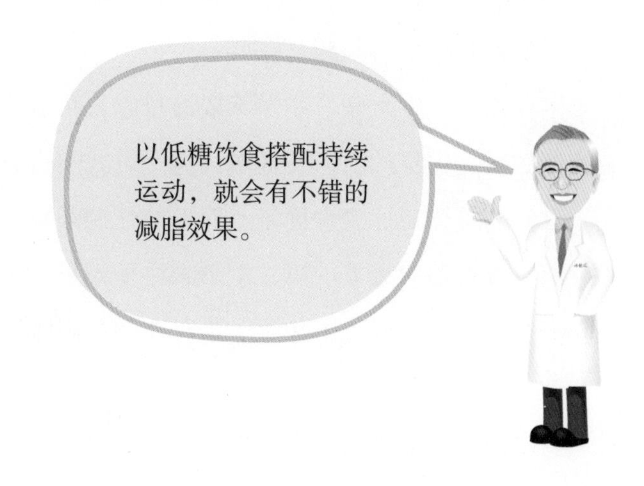

进食顺序改变了什么

用餐时，第一口先吃菜或是蛋白质，听起来充满仪式感的进食顺序，却可以改善血糖控制。这不是指菜或蛋白质可以帮忙降血糖，蔬菜仍是上升血糖的食物，但含有膳食纤维，可以延缓餐后血糖上升幅度，蛋白质对血糖影响不大。食物经过咀嚼后，会传递信息到肠道，释放肠泌素，这个信号除了刺激进食后的胰岛素分泌外，也通过多重机制让饱足感来得快一点，胃的食物排空时间延长一些。

主食糖类（碳水化合物）不要最早吃，可以稍微缓冲，让这些帮助血糖控制的激素先释放。但要提醒，这个方式虽可影响生理调节，但效果有限。重要的是要减掉主食糖量，而不是强调蔬菜、蛋白质哪一类先吃。

调整进食顺序带来的第二个影响血糖效果，来自升糖指数的改变。单独吃糖类主食，和混合了蔬菜、蛋白质一起咀嚼，前者血糖冲高较快，后者的进食方式，会延长糖类主食的咀嚼消化时间。糖类主食吃得越快，短时期内血糖上升得越高；吃饭配菜，每一口饭比较多，而吃菜配饭，每一口饭量较少。

改变过去的进食顺序，先吃蔬菜、蛋白质，慢慢地，口味会变得比较清淡，过咸会难以入口，太油腻也自然不喜欢。这样的调整让每道菜肴几乎都可以单独享用；一份糖类的主食分量虽少，但味道也会更突显。

蔬菜干面佐香煎三文鱼餐盘

热量	蛋白质	脂肪	糖类	膳食纤维	净糖量
616.8 千卡	43.1 克	35.4 克	36.5 克	6.9 克	29.6 克

豆鱼蛋肉类	非豆鱼蛋肉类	非蔬菜糖量	蔬菜糖量
31.6 克	11.5 克	18.3 克	18.2 克

配菜 4
煎栉瓜
配菜 3
炒圆白菜
配菜 1
卤萝卜
主食
蔬菜干面
配菜 5
烫秋葵
配菜 2
煎三文鱼

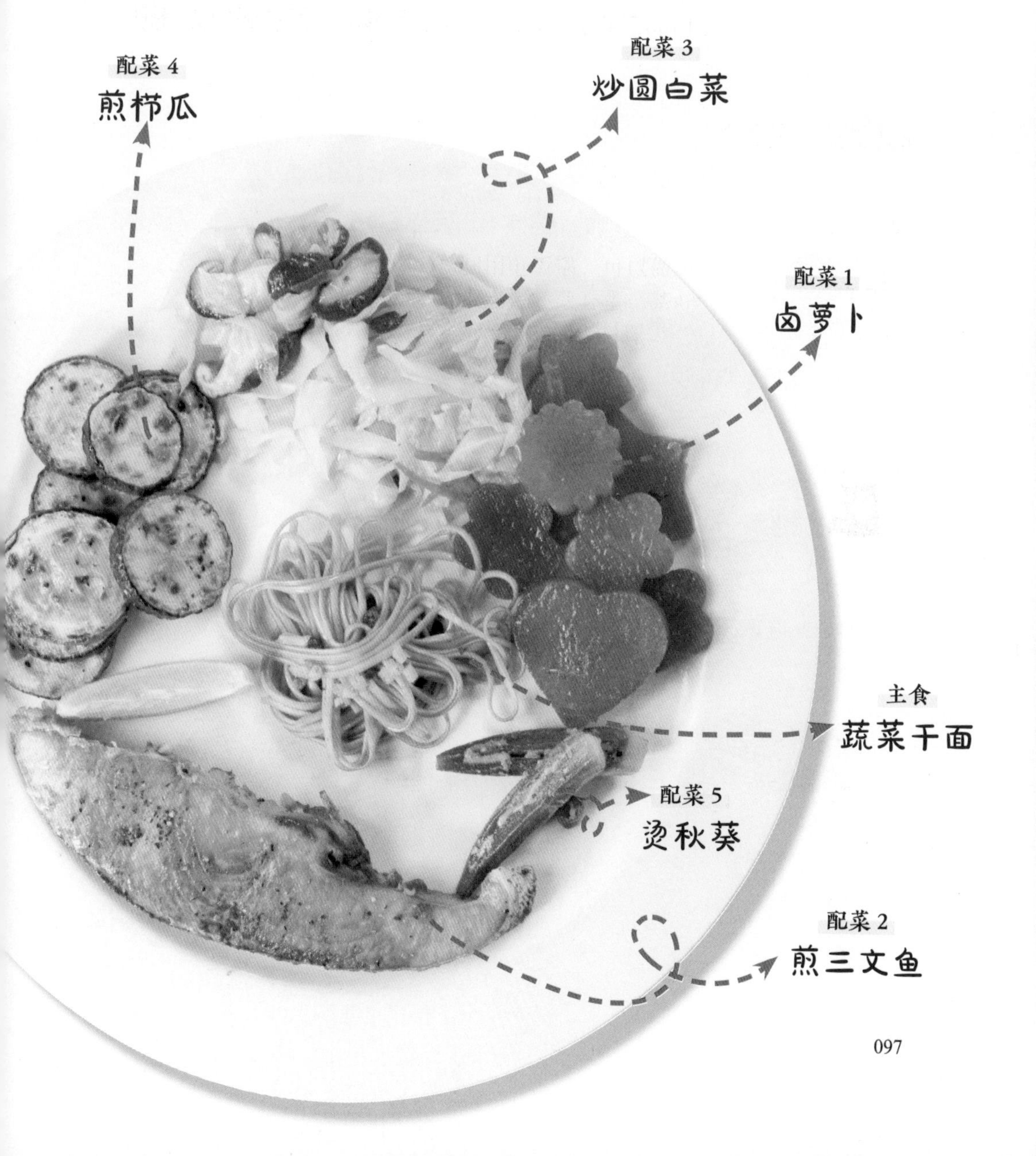

主食 蔬菜干面

材　料｜蔬菜面条20克。

调　料｜橄榄油1茶匙，盐适量。

做　法｜

1 煮一锅滚水，将面条加入，煮熟后捞起。

2 加入橄榄油与适量盐，调味搅拌均匀即可。

配菜1 卤萝卜

材　料｜白萝卜240克，胡萝卜60克。

调　料｜酱油30克，盐适量，花椒10颗，八角1颗。

做　法｜

1 白萝卜、胡萝卜洗净，切适当大小。

2 全部材料和调料放入锅内，加适量水，煮熟即可。

配菜2 煎三文鱼

材　料｜三文鱼130克。

调　料｜油0.5茶匙。

做　法｜

1 三文鱼处理干净。

2 热锅放油，再放入三文鱼，两面煎熟即可。

配菜3 炒圆白菜

材　料｜圆白菜100克，鲜香菇30克，胡萝卜丝5克。

调　料｜蒜末5克，盐适量，煎三文鱼后的剩油。

做　法｜

1 鲜香菇洗净后切片，圆白菜洗净后切丝。

2 煎锅倒入煎三文鱼后的剩油，炒蒜末、香菇片及胡萝卜丝，再加入圆白菜丝。

3 加盐拌炒，调味起锅即可。

配菜4 煎栉瓜

材　料｜栉瓜100克。

调　料｜油1茶匙，盐适量，黑胡椒粒少许。

做　法｜

1 栉瓜洗净，切0.5厘米左右备用。

2 热油锅，小火慢煎栉瓜片至微焦后翻面。

3 两面都上色后，撒上盐、黑胡椒粒即可。

配菜5 烫秋葵

材　料｜秋葵15克。

调　料｜麻酱0.5茶匙。

做　法｜

1 秋葵洗净，切除蒂头和少许尖尾。

2 水滚，放入秋葵烫熟，拌上麻酱即可。

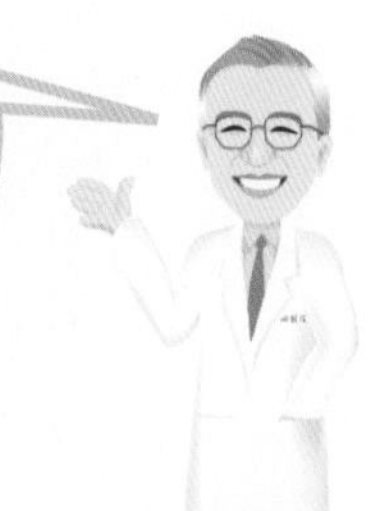

吃饭比吃面更利于控血糖吗

“吃饭比吃面更利于控血糖”这个说法并不正确。想象你走进一家面馆，点了一碗牛肉面，可能搭配了两碟小菜，绝大多数情况下，面条会吃完，这一餐是4～6份糖。对照吃完一个便当，也是4～6份糖，血糖上升相当可观。但如果去吃自助餐，取了5种菜肴，搭配半碗白米饭，同样吃得饱，糖量下降至2份左右，血糖增量就会比前者少。习惯上，添饭较能自主调节增减量，添面条较不容易。此外，一般面食可搭配的菜肴也少多了。

一般米、面都是精制淀粉，但如果选择糙米或是杂粮面，例如荞麦面，在2份糖类的比较下，对照白米或是一般面条，仍可看出血糖上升较少；但调整至一份糖，就看不到明显差异。米饭及面条的另一项差异是后者的蛋白质略多，但一份糖量时，蛋白质总量很少，营养素归在非豆鱼蛋肉类，自己估算时可忽略。

米面影响血糖差异的另一个原因来自升糖指数的综合反应。单纯只观察米、面的血糖反应，和综合菜肴一起进食的反应不同，原则上后者升糖指数较前者少，但无论如何，最关键的影响仍是糖量。

面食种类非常多样，米的种类也很多。2018年，我们团队曾经测试过17种面食的一份糖饮食，例如炒泡面，对喜欢面体嚼劲口感的人来说，这是兼具控糖及美味的选择。以25克火锅面为主食糖量，搭配海鲜及蔬菜，分量相当饱足。

炒泡面

热量	蛋白质	脂肪	糖类	膳食纤维	净糖量
607.6 千卡	38.2 克	38.1 克	33.1 克	5.9 克	27.2 克

豆鱼蛋肉类	非豆鱼蛋肉类	非蔬菜糖量	蔬菜糖量
29.2 克	9.0 克	20.6 克	12.5 克

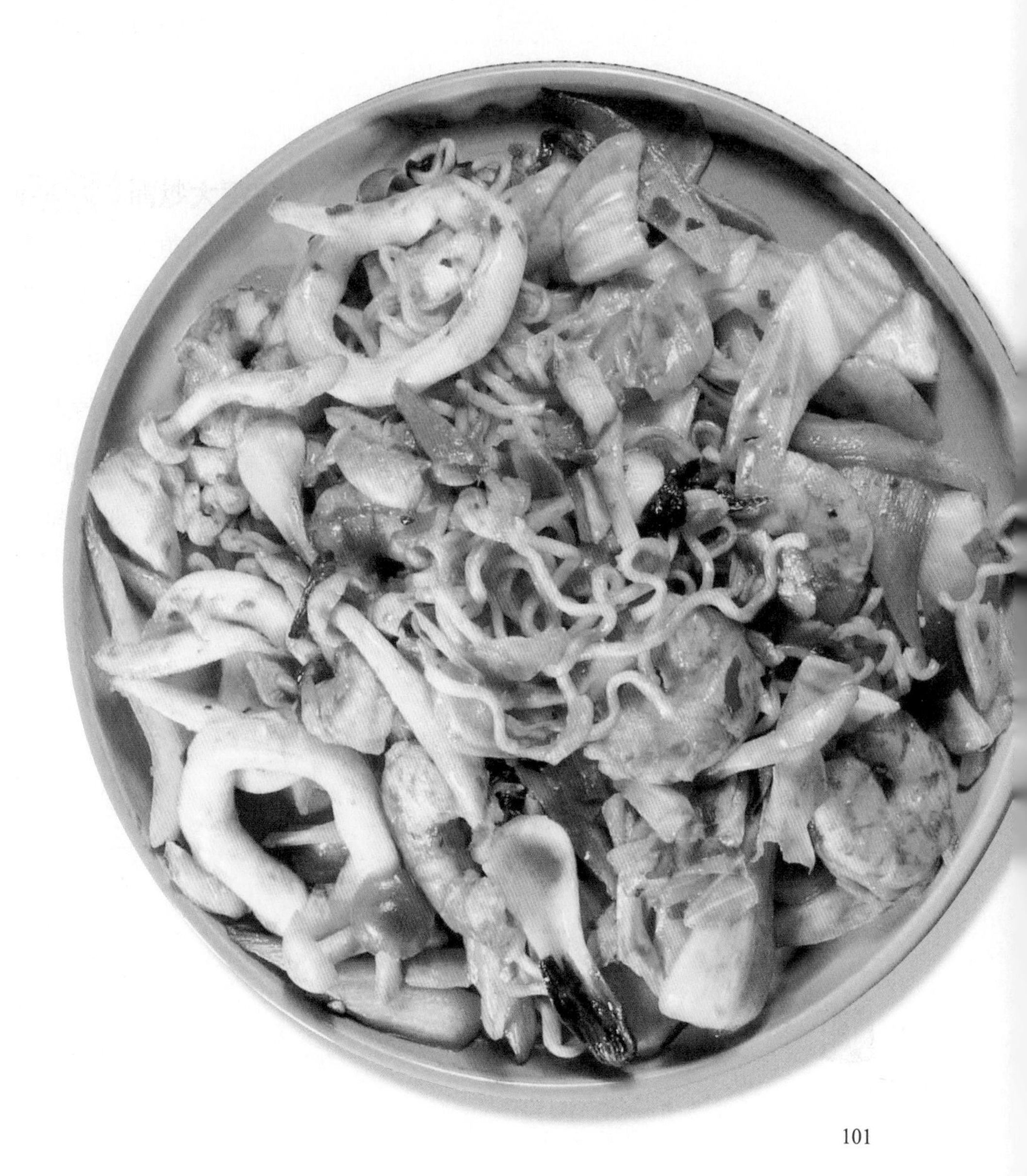

材　料｜圆白菜、油菜各100克，白虾6尾约80克，鱿鱼圈80克，白玉菇、蟹味菇各50克，火锅面25克。

调　料｜蒜末5克，油2汤匙，辣豆瓣酱10克，酱油1汤匙。

做　法｜

1 火锅面泡开后，捞起沥干来备用；圆白菜、油菜洗净，圆白菜切丝；蟹味菇、白玉菇洗净，撕散。

2 热锅倒油，炒香蒜末、辣豆瓣酱，再加入圆白菜丝、油菜、菇类，炒熟后再放入鱿鱼圈、白虾与泡面，加入酱油调味即可。

不管是面还是米饭，
只要掌握一份糖的分
量，即能安心享用。

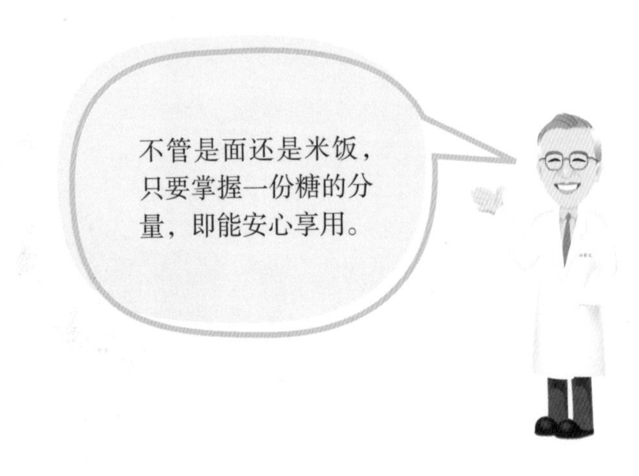

膳食纤维
越多越好吗

膳食纤维并非人体新陈代谢所需的营养素，仅含少许热量，但对肠胃蠕动及健康有益。成人膳食纤维的建议量需对照食物摄取总热量，每日25～30克。水溶性膳食纤维大多可以被肠道细菌分解发酵，可延缓胃排空、增加饱足感、延缓血糖上升、增加粪便含水量，蔬菜、水果、燕麦、豆类等皆含有这类纤维。非水溶性纤维不易被肠道细菌分解，可以刺激大肠蠕动排便，增加粪便含水量，有助于减少大肠癌、憩室炎的发生，多含于全谷类、部分蔬菜、种子等中。

低糖饮食鼓励足量蔬菜，而本书中提供的食谱平均一餐皆有300克生重的多样蔬菜，在三餐皆有蔬菜搭配下，可以达到膳食纤维摄取量。但为了平稳血糖，水果及全谷类仍须控制摄取量，否则血糖控制会受到明显影响。膳食纤维对延缓血糖上升的效果是很有限的，因此，只是多吃蔬菜但饭、面的糖量不减，是完全达不到改善血糖的效果的。

选择蔬菜时，我不鼓励只挑粗纤维的。当纤维量摄取多时，肠胃消化时间较长，粪便量也随之增加，对有些人来说反而会造成排便不畅。烹煮时，并不需要每项食材都查询营养素，只要注意总重量，注意多色、多样化，就能避免纤维摄入过量或不足，也丰富了食物的品种及口感。

菇类、胡萝卜、彩椒、玉米笋、番茄、芹菜、香菜、木耳、葱、姜、蒜、辣椒等，都可以运用在色、香、味的搭配中。可以数一数自己一天吃了多少天然食材，我平均每天约有30种。番茄鸡蛋面搭配凉拌木耳，膳食纤维高达19.2克，是本书食谱平均值的3倍。

番茄鸡蛋面餐盘

热量	蛋白质	脂肪	糖类	膳食纤维	净糖量
451.4千卡	30.8克	19.4克	50.6克	19.2克	31.4克

豆鱼蛋肉类	非豆鱼蛋肉类
21.8克	9.0克

非蔬菜糖量	蔬菜糖量
21.9克	28.7克

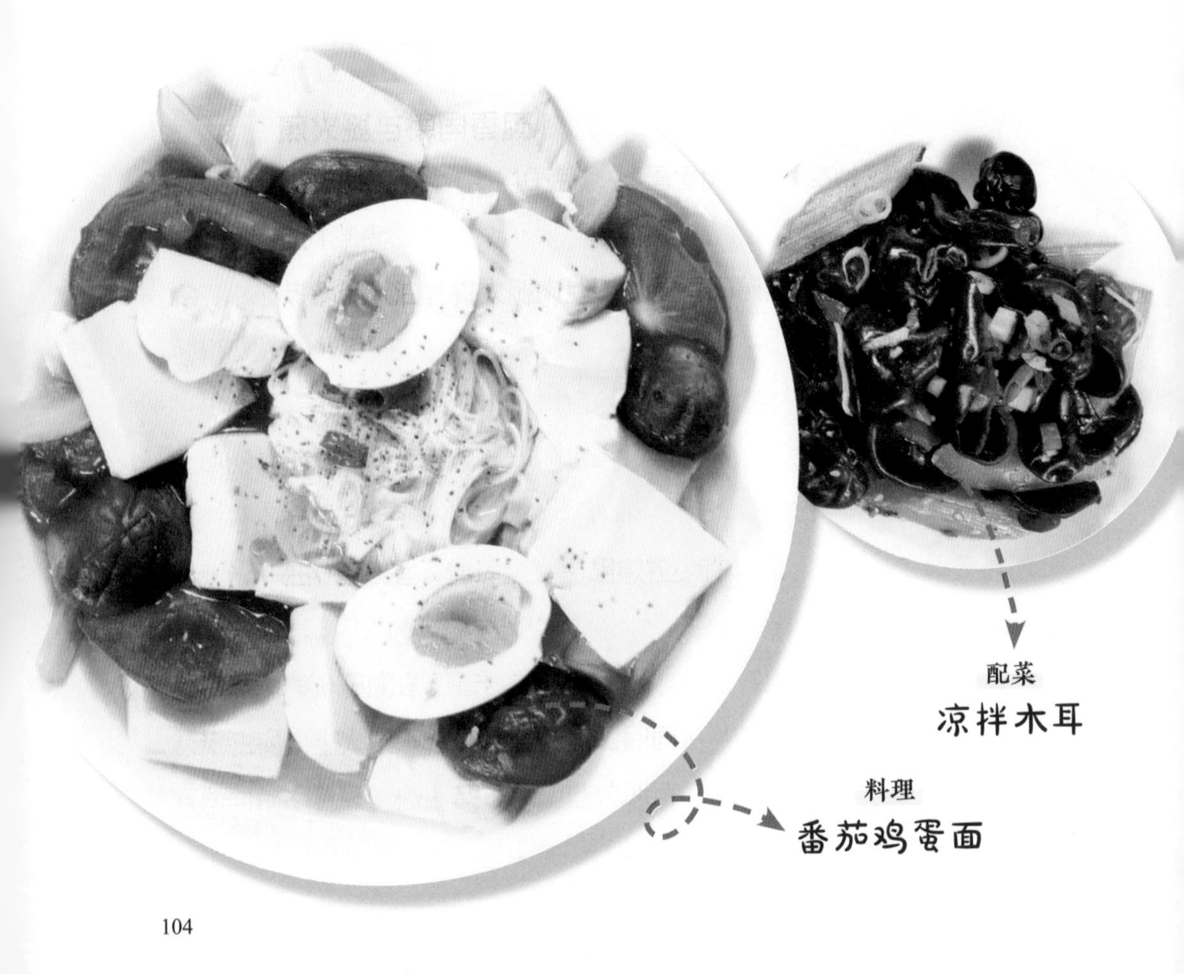

料 理 番茄鸡蛋面

材　料｜鸡蛋面（干面条）20克，嫩豆腐1盒（300克），水煮蛋1个，番茄180克，鲜香菇50克，芹菜50克。

调　料｜盐适量。

做　法｜

1 鸡蛋面烫熟，捞起冰镇备用。

2 所有蔬菜洗净、切好，放入热水煮出香味，加入适量盐调味。如果不喜欢番茄皮的口感，可先在番茄底部划十字，放入滚水，30秒后取出，放凉后去皮。

3 再放入切块豆腐、水煮蛋、烫熟的面条，煮滚即可。

配 菜 凉拌木耳

材　料｜干木耳20克、胡萝卜丝5克。

调　料｜姜丝5克，乌醋、酱油、辣酱各1茶匙。

做　法｜

1 干木耳泡水约20分钟后洗净。

2 滚水中加入盐，放泡发后的木耳，再次煮滚后捞出沥干，放入冰水中冷却。

3 将冷却后的木耳沥干，放胡萝卜丝，放入调料拌匀，放入冰箱冷藏即可。建议放置一天更加入味。

运用食材配色及搭配多样化，能避免膳食纤维摄入过量或不足，并丰富食物的品种及口感。

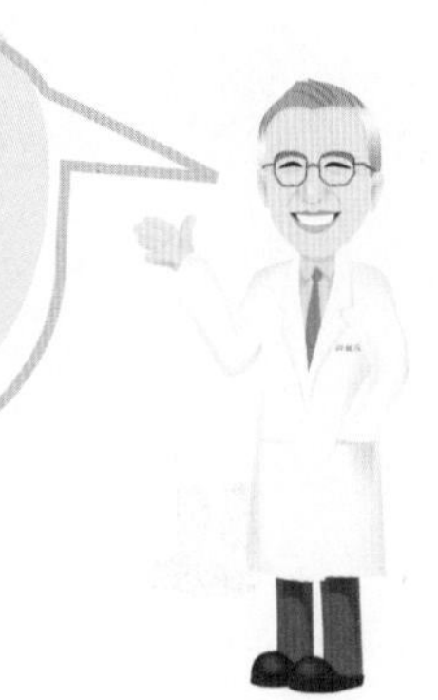

自己“面对”
好控糖

想要减少饭的食用分量可以少添些饭，但对于面条、米粉、粉丝、河粉，无论是煮成汤或是拌炒，一次就会有3～6份糖量，且搭配的蔬菜及蛋白质分量都偏少。

面食类一份糖生重克数相当于：粉丝17克、宽粉17克、米粉17克、面条（阳春）20克、油面20克、鸡蛋面20克、面线21克、荞麦面21克、粿仔22克、拉面24克、意面25克、鸡丝面27克、刀削面27克、宽面条30克、河粉30克、纯米米苔目50克、乌冬面54克。个人份建议称重取适量数量；多人分享一起煮时，熟重一般约是生重的2.5倍，粉丝可达4倍。如果整把煮，依包装不同，面条类接近5份糖，粉丝一把3～4份糖。

我的正餐约有一半的机会会以一份糖面食类为主食。一个人简单煮时，我也会使用泡面，面条取1/4，剩下的留到下次再煮。水滚后，先放耐煮的蔬菜、嫩豆腐半盒，之后放入泡面，2个蛋，或是1个蛋加2片涮肉片，肉片及快熟的蔬菜在起锅前再加入，调味包通常只放半包。从备料洗菜开始，15～20分钟就有一大锅丰盛的低糖正餐了。只要蔬菜及蛋白质足量，要降下面条糖量并不难。

这道以20克“蔬菜干面”为主食，搭配3道煎炒蔬菜及1道猪肉料理的餐盘，蛋白质有3份来自猪肉，近2份来自面条和蔬菜，面条和蔬菜合计有2份糖类，膳食纤维约有一天建议量的一半。

蔬菜干面佐时蔬餐盘

热量	蛋白质	脂肪	糖类	膳食纤维	净糖量
855.5 千卡	34.2 克	64.5 克	42.3 克	11.1 克	31.2 克

豆鱼蛋肉类	非豆鱼蛋肉类	非蔬菜糖量	蔬菜糖量
22.2 克	12.0 克	20.4 克	21.9 克

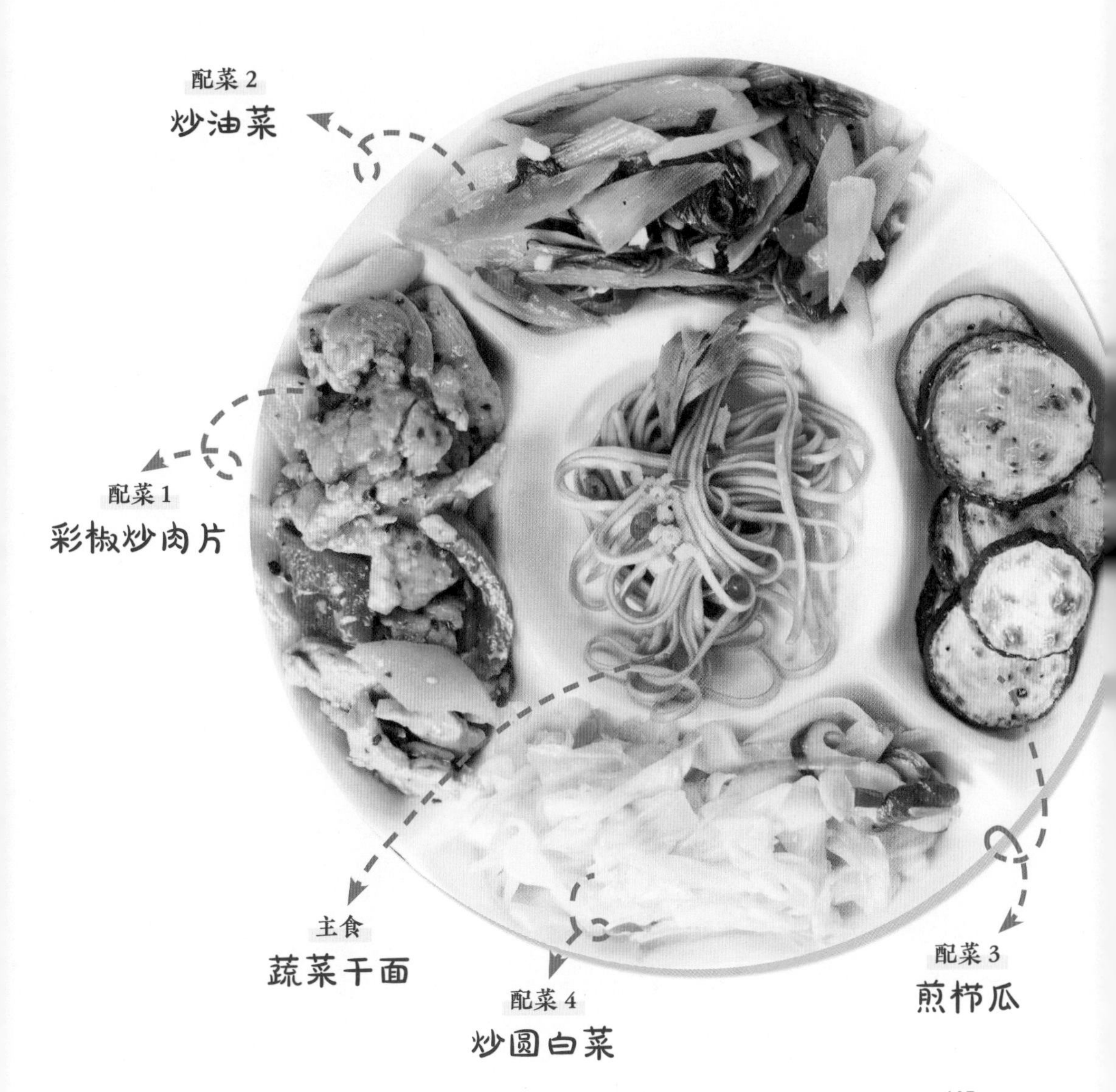

主食 蔬菜干面

材　料｜蔬菜面条20克。

调　料｜橄榄油1茶匙，盐适量。

做　法｜

1 滚水，放入蔬菜面条，煮熟后捞起。

2 加入橄榄油与适量盐调味，搅拌均匀即可。

配菜1 彩椒炒肉片

材　料｜猪肉片105克，红彩椒片、黄彩椒片各45克。

调　料｜油2茶匙，淀粉1茶匙，酱油9克，米酒5克，蒜末3克，黑胡椒粒少许。

做　法｜

1 腌猪肉片，用酱油、米酒、淀粉、黑胡椒粒、蒜末一起抓腌15～20分钟。

2 红彩椒片、黄彩椒片焯烫2分钟后捞起备用。

3 热锅放油，大火炒腌肉片30秒，倒入烫好的彩椒片拌匀即可。

配菜2 炒油菜

材　料｜油菜200克。

调　料｜油2茶匙，蒜末4克，红辣椒末2克，盐适量。

做　法｜

1 油菜洗净，切段备用。

2 热锅放油，爆香蒜末、红辣椒末，倒入油菜段，转大火快炒片刻，加盐调味即可。

配菜 3 煎栉瓜

材　料｜栉瓜100克。

调　料｜油1茶匙，盐适量，黑胡椒粒少许。

做　法｜

1 栉瓜洗净，切0.5厘米左右备用。

2 热油锅，小火慢煎栉瓜片至微焦后翻面。

3 两面都上色后，撒上盐、黑胡椒粒即可。

配菜 4 炒圆白菜

材　料｜圆白菜100克，鲜香菇30克，胡萝卜丝5克。

调　料｜油1.5茶匙，蒜末5克，盐适量。

做　法｜

1 鲜香菇洗净后切片，圆白菜洗净后切丝。

2 煎锅倒油，炒蒜末、香菇片及胡萝卜丝，再加入圆白菜丝。

3 加盐拌炒，调味起锅即可。

一份糖面食的分量看起来虽然不多，但只要蔬菜及蛋白质足量，仍能吃得饱足。

意大利面
是健康面食吗

一般小麦面的升糖指数约81.6，意大利面升糖指数约55，因此意大利面被认为是较健康的面食。意大利面依形状可以分为直面、鸟巢面、蝴蝶面、螺旋面、通心面、贝壳面、笔尖面，一份糖的重量差不多约21克。口感带有嚼劲，面体扎实，吃得到小麦的香气。千层面依配方不同，一份糖20～28克，添加食材也会不同，通常有奶油、牛奶、奶酪、肉馅、番茄等，成品一份糖约100克。

每100克	碳水化合物	蛋白质	脂肪	比较
意式番茄红酱	11.5克	1.0克	6.8克	碳水最高
波隆那肉酱	9.1克	10.2克	10.1克	蛋白质最高
厚奶蘑菇白酱	5.0克	2.4克	33.0克	热量最高
塔香松子青酱	2.0克	7.0克	7.0克	碳水、热量最低

酱料是意大利面的特色，随着酱料的不同，营养成分也不同。一整份意大利面有4～6份糖，可以和同桌用餐亲友一起分享。

这道料理以意大利面为主食糖类，搭配了烤鲭鱼及多种蔬菜，鲭鱼及肉酱合计有6份蛋白质，蔬菜用了260克，是一道大分量食物的餐盘，热量700千卡左右，并不特别高。食量不大的人可以将鱼及蔬菜减半，热量会减至约500千卡。

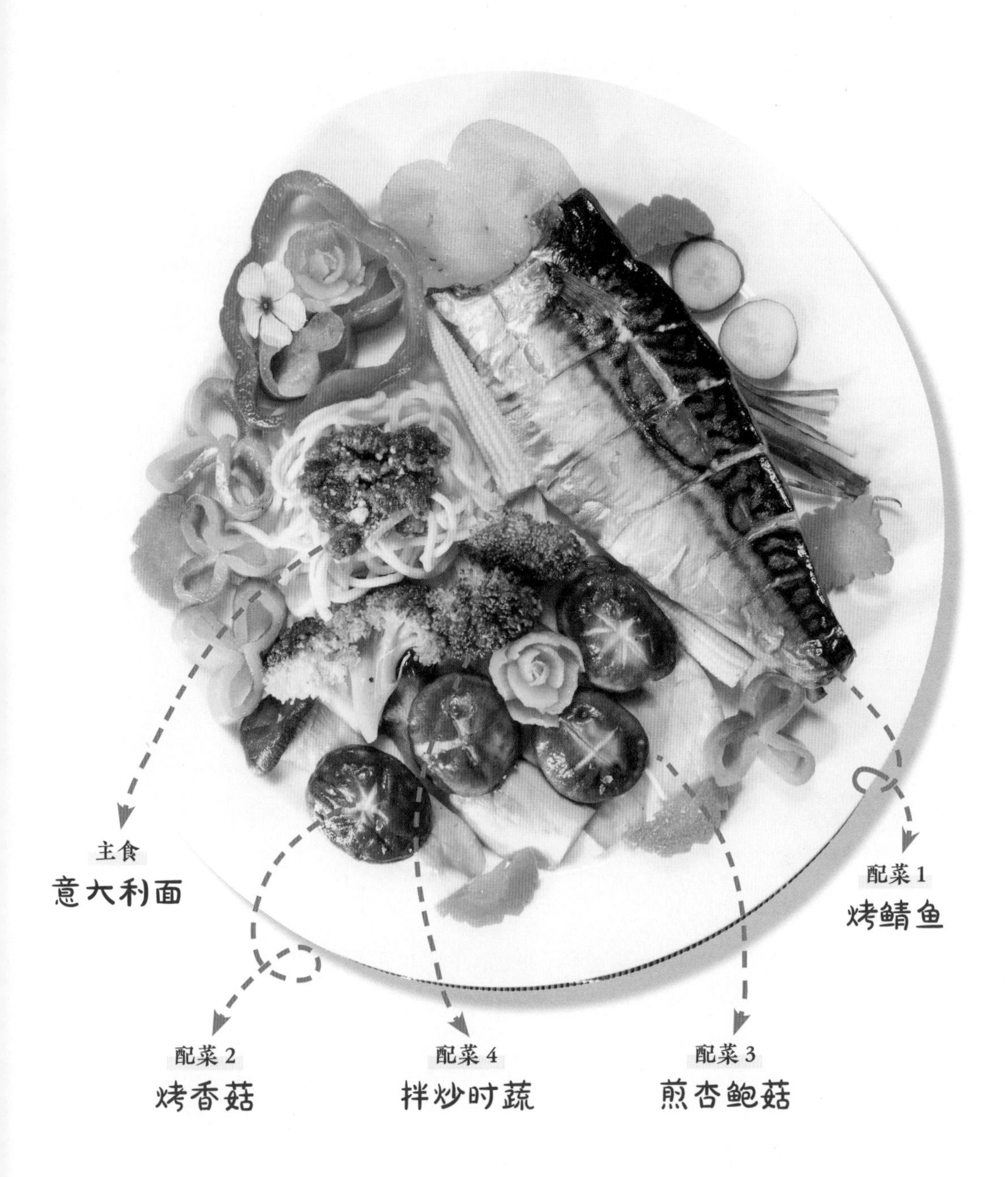
主食
意大利面
配菜1
烤鲭鱼
配菜2
烤香菇
配菜4
拌炒时蔬
配菜3
煎杏鲍菇

挪威鲭鱼意大利面餐盘

热量	蛋白质	脂肪	糖类	膳食纤维	净糖量
712.4千卡	56.9克	37.5克	43.8克	10.8克	33.0克

豆鱼蛋肉类	非豆鱼蛋肉类	非蔬菜糖量	蔬菜糖量
46.2克	10.7克	18.6克	25.2克

主食 意大利面

材　料｜意大利面20克、意大利面肉酱20克。

调　料｜奶酪粉1茶匙。

做　法｜

1 意大利面煮熟后捞起。

2 将意大利面与肉酱搅拌均匀，撒上奶酪粉即可。

配菜1 烤鲭鱼

材　料｜鲭鱼180克。

调　料｜油1茶匙。

做　法｜鲭鱼片处理干净，斜切喷少许油，空气炸锅180℃烤9分钟即可。

配菜2 烤香菇

材　料｜鲜香菇50克。

调　料｜油1茶匙，黑胡椒粒、盐各适量。

做　法｜鲜香菇洗净，划十字，撒上少许黑胡椒粒、盐，在表面淋少许油，空气炸锅180℃烤8分钟即可。

配菜3 煎杏鲍菇

材　料｜杏鲍菇100克。

调　料｜黑胡椒粒、盐各适量，油2茶匙。

做　法｜

1 杏鲍菇洗净，切片。

2 热锅放入油，将杏鲍菇片煎至金黄色，撒上适量盐、黑胡椒粒拌匀即可。

配菜4 拌炒时蔬

材　料｜青、红、黄三色彩椒共50克，西蓝花50克，小黄瓜10克，玉米笋2条（约20克）。

调　料｜油1茶匙，盐适量，黑胡椒粉少许。

做　法｜

1 西蓝花洗净，切小朵；三色彩椒、小黄瓜、玉米笋洗净，切1厘米小段。

2 煎锅倒油，放入所有食材拌炒至熟，加盐、黑胡椒粉调味即可。

吃完一整份意大利面，有4～6份糖，选择番茄红酱及肉酱的糖量会多一些，热量最高的是厚奶白酱，青酱的糖量及热量最低。

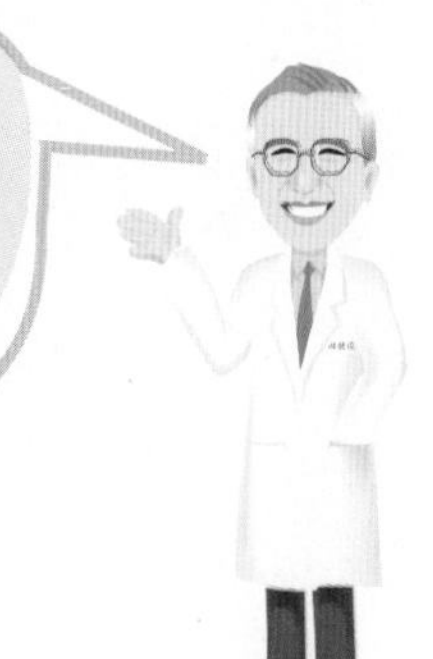

一人份的快煮餐

一个人在家想要简单煮，又想兼具控糖与营养时，丝瓜文蛤面线是很好的选择，吃得饱且热量少。这道丝瓜文蛤面线料理，热量不到400千卡。

丝瓜是我喜欢的蔬菜，常有人问，丝瓜汤带有甜味，是不是要少吃？其实蔬菜的甘味是高汤好喝的秘诀，有些厨房还有独家配方呢！常用来煮汤或熬汤的蔬菜，每100克生重净糖克数依序为：干香菇28.1克、海带20.7克、丝瓜2.9克、洋葱8.7克、胡萝卜5.8克、鲜香菇3.6克、圆白菜3.7克、玉米笋3.2克、番茄3.0克、绿竹笋3.0克、白萝卜2.8克。市售的综合蔬菜高汤每100克含净糖6～9克，常拿来调配成饮品的甜菜根，100克净糖量5.5克。蔬菜选择上，尽量一天之中多样化配色，净糖高的蔬菜并不需要完全避免，因为糖量仍远低于米面淀粉类。

海鲜普遍蛋白质含量高，脂肪含量低，热量也相对少。1份蛋白质克数相当于：小鱼干10克、海米12克、去壳草虾32克、墨鱼58克、海胆44克、蟹肉40克、淡菜40克、小卷44克、虾仁72克、章鱼55克、牡蛎75克、蚬肉78克、文蛤肉92克。小鱼干及海米的胆固醇含量虽高，但以1份蛋白质的营养

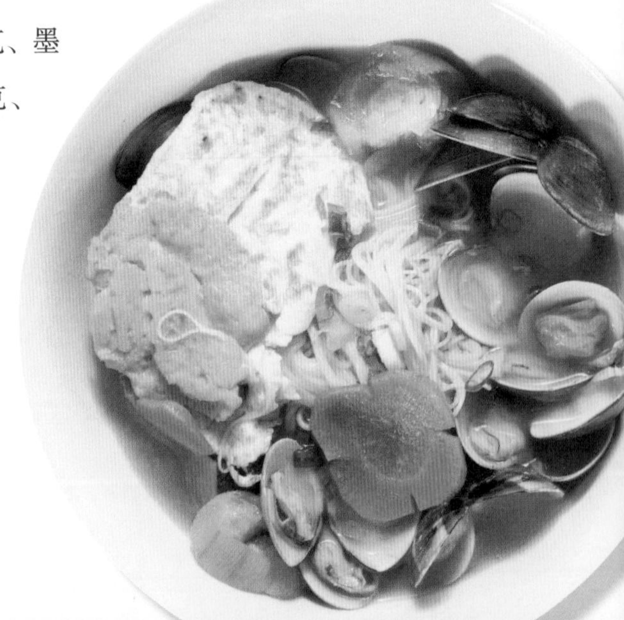

摄取而言，只有1个蛋黄胆固醇的1/3不到，牙口好、食量不大的人拿它作为调味配料，可以增加蛋白质摄取量。许多人秋天喜欢吃大闸蟹，依3、4、5两，整只分别为1.2、1.5、2.0份蛋白质。

丝瓜文蛤面线

热量	蛋白质	脂肪	糖类	膳食纤维	净糖量
373.2 千卡	27.6 克	16.2 克	37.3 克	4.2 克	33.1 克

豆鱼蛋肉类	非豆鱼蛋肉类	非蔬菜糖量	蔬菜糖量
21.0 克	6.6 克	23.8 克	13.5 克

材　料｜丝瓜350克，大文蛤20个（约320克），鸡蛋1个，面线25克。

调　料｜油2茶匙。

做　法｜

1 丝瓜洗净，削皮，切块；文蛤处理干净。

2 热锅，加入1茶匙油炒香丝瓜块后，倒入1碗水，八分熟后再加入文蛤，待文蛤全开后关火盛盘。

3 用1茶匙油小火煎蛋。

4 烫面线后摆盘即可。

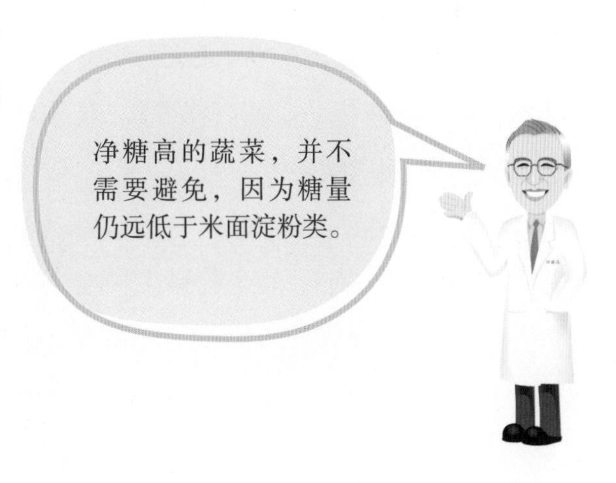

这种“饭”可以多添一些

一份糖的米饭熟重只有40克，对食用饭量较大的人来说需要更长的时间调整。我们团队在讨论如何通过食材增加蛋白质摄取量时，玉琴想到了毛豆，因为她在门诊处听到吃素的糖友分享了黄豆饭，不仅吃得饱，血糖也有所改善。黄豆在烹煮前要先泡水4～6小时，需要花时间进行准备，如果改以毛豆仁，不仅容易买到，烹调也容易。

我们测试了70克毛豆仁+30克红藜麦，两种食材都含有蛋白质，各占半份糖，血糖高峰6.7毫摩/升。毛豆仁拌炒白米饭相当美味，我在铁板烧餐厅也吃过，建议可以试试70克毛豆仁+20克熟饭。毛豆仁除了整颗食用外，也可切碎。同样的方式，60克玉米粒+20克熟饭，再加上配料，也一样可以吃到半碗甚至一碗炒饭。

蔬菜类中以菜花切成小碎粒，口感最接近一粒粒的咀嚼口感，冷冻的菜花粒很方便买到，现在超市也有贩售整盒的菜花粒餐盒。我们以300克菜花取代一份糖米饭，血糖高峰才6.4毫摩/升，主厨准备了两种口味的“伪”饭，一大碗以火腿丁、辣椒、青葱拌炒，另一大碗料理做成三文鱼炒饭。300克菜花粒加上配料的“饭”量真的很多，建议可以试试看150克菜花粒+20克熟饭拌炒，加上配料，这样就是一大碗。面条同样可以运用这个方法，让餐盘增量。“三文鱼意大利面”这道料理，搭配了四季豆、金针菇做成炒（拌）面，面条只有20克，食物分量相当可观。

三文鱼意大利面

热量	蛋白质	脂肪	糖类	膳食纤维	净糖量
443.1 千卡	33.9 克	22.0 克	32.0 克	7.1 克	24.9 克
豆鱼蛋肉类	非豆鱼蛋肉类		非蔬菜糖量	蔬菜糖量	
24.3 克	9.6 克		14.5 克	17.5 克	

材　料｜去骨三文鱼片、蟹味菇、白玉菇、四季豆各100克，意大利面20克。

调　料｜橄榄油3茶匙，盐适量。

做　法｜

1 热锅，小火干煎三文鱼片，煎熟后切成小块备用；四季豆洗净、切段；蟹味菇、白玉菇洗净，撕散。

2 热锅放入1茶匙橄榄油，拌炒菇类。

3 烫四季豆；意大利面烫熟，放入冰水中冰镇。

4 将煮熟的食材与2茶匙橄榄油、适量盐一起搅拌一下，装盘即可。

利用毛豆、菜花代替部分面条或米饭，可以增加分量，又能控制糖量。

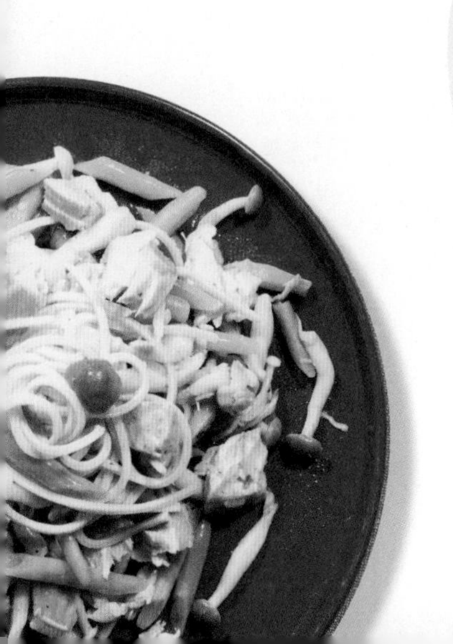

外食面食的估糖方式

外食时估算面食糖量是一大挑战，提供以下分量给大家参考。单纯只有米粉无其他配料，一份糖大约是4汤匙（1汤匙约15克）或是略少于半碗的量。除了纯米米苔目、乌冬面、米线约半碗略多一些外，其他面食大概可以用3汤匙估算。

其他一份糖面食类有：3个水饺、5个大馄饨、6个千张水饺。打卤面、肉羹面因加入淀粉（约18克一份糖），除了面体同样以3汤匙估算外，汤汁也要注意估算糖量，一大碗酸辣汤约为2份糖。裹粉的肉羹肉，每100克所含碳水化合物为18.9克、蛋白质9.7克、脂肪14.7克，也就是说蛋白质营养不多，但脂肪及碳水都不少，加上汤的淀粉，一碗（240毫升）的肉羹约有18克碳水。

主厨玉琴曾尝试用一份糖淀粉，搭配蛋、蚵仔、虾、蔬菜做了一道鲜虾蚵仔煎，血糖最高值上升1.6毫摩/升。所得心得是，除非把淀粉再增量，否则是做不出夜市蚵仔煎的弹爽口感的。

这道“南瓜炒米粉”，是南瓜加米粉的双主食料理，所以含2份糖，再搭配蛋、香菇及蔬菜一起拌炒。干的细米粉生重约17.2克一份糖，南瓜约135克一份糖。我曾经测试过一份糖米粉，最高血糖值上升2.6毫摩/升。炒米粉常加的香菇，是含蛋白质的蔬菜（生香菇100克，含蛋白质3.0克、净糖3.6克；干香菇100克，含蛋白质23.3克、净糖28.1克）。

南瓜炒米粉

热量	蛋白质	脂肪	糖类	膳食纤维	净糖量
550.3 千卡	25.9 克	35.2 克	38.0 克	5.1 克	32.9 克

豆鱼蛋肉类	非豆鱼蛋肉类	非蔬菜糖量	蔬菜糖量
20.9 克	5.0 克	27.4 克	10.6 克

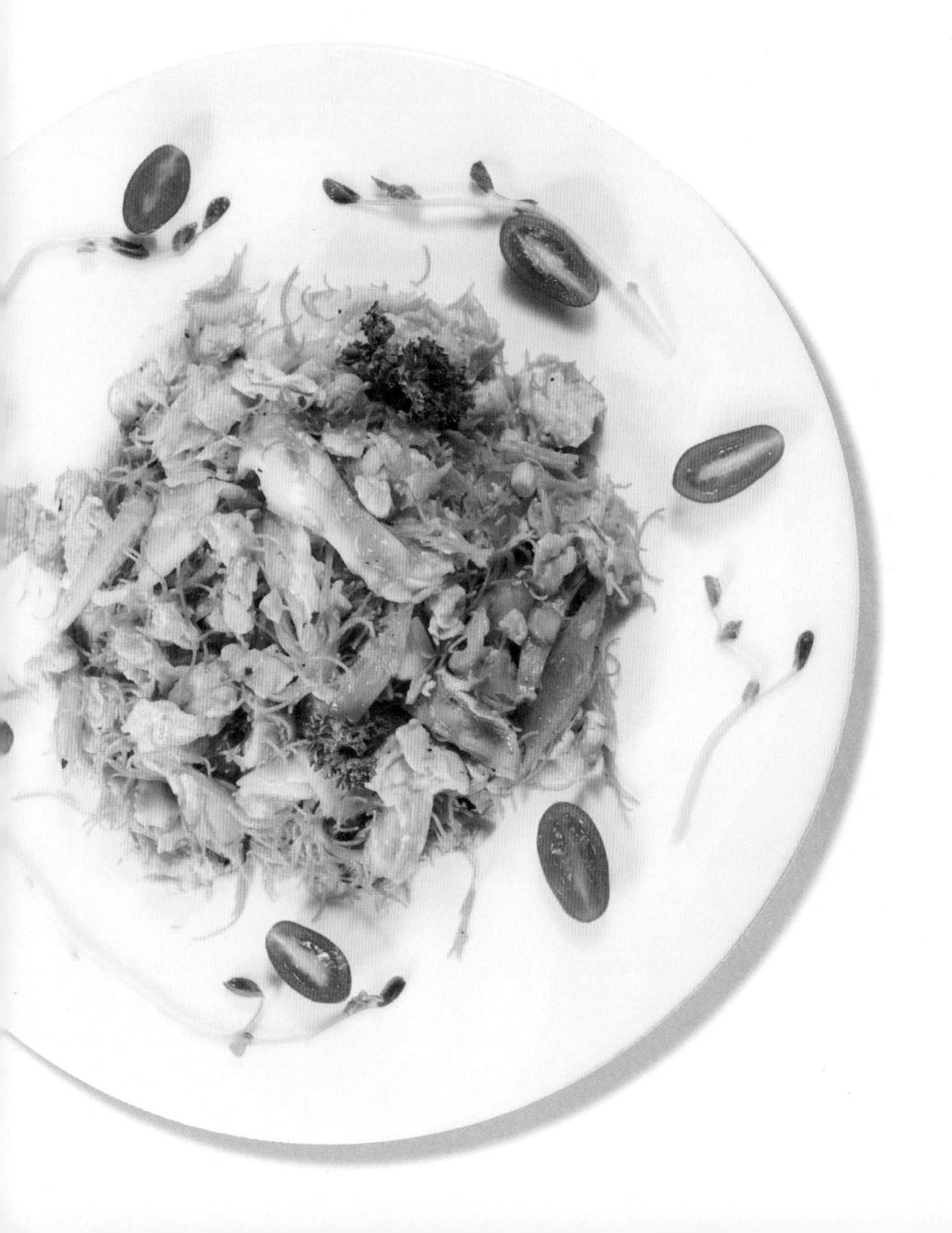

材 料｜鸡蛋3个，鲜香菇60克，芹菜40克，圆白菜100克，南瓜70克，米粉20克。

调 料｜油4茶匙，酱油1茶匙，盐适量，黑胡椒粉少许。

做 法｜

1 米粉加入冷水泡5～10分钟；南瓜洗净，切片。

2 鲜香菇、圆白菜与芹菜洗净，切丝。

3 热锅放入2茶匙油，蛋打散炒熟起锅备用。

4 加入2茶匙油炒香菇丝、圆白菜丝、芹菜丝、南瓜片，炒软后加入米粉，再加入酱油、盐、黑胡椒粉与适量水，拌炒即可。

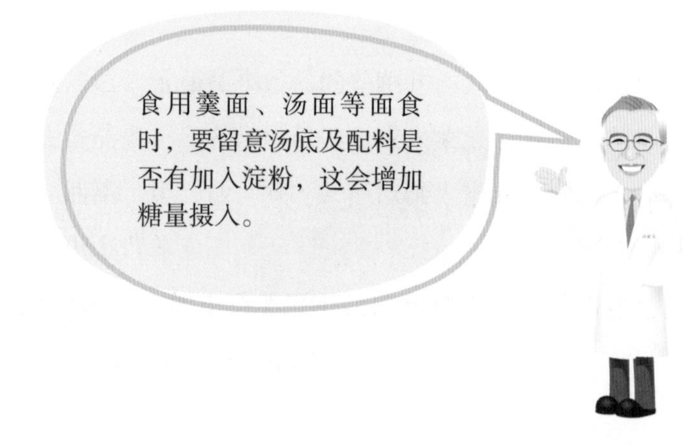

韩式料理，需注意隐形碳水

韩式泡菜100克含碳水5.8克（已加入调味的糖），基本上算是蔬菜。但如果使用泡菜酱汁，例如加入汤头或是腌肉，就要估算糖量，15克（约1汤匙）含5克碳水。韩式年糕30克就有一份糖，差不多是2小条的分量，年糕酱需要再加上5克碳水，也就是说2条裹酱年糕约有20克碳水。韩式辣酱1汤匙15克，含碳水6.75克，是一般辣椒酱的2～7倍，普遍用来和小菜一起调味。享用韩式料理时，建议注意这些隐形的碳水，过量摄取糖类的可能性很高。嗜辣者常吃的麻辣泡面，一份糖22克，杯面有3份糖，袋装面有5～6份糖。

下页的餐盘是以贝壳面为主食，主要的蛋白质是鲷鱼，搭配2种菇类及3样蔬菜，餐盘中用来做鲷鱼调味的韩式泡菜汁是泡菜罐中取出的，只有少许碳水。四季豆（敏豆）属豆荚类蔬菜，每100克含碳水5.3克、膳食纤维2.0克、蛋白质1.7克。菜豆（粉豆）、花莲豆、荷兰豆（甜豌豆荚）营养素相近，都是蔬菜；同样是“豆”，黄豆、毛豆、黑豆则是蛋白质类食物。

泡菜鲷鱼排佐贝壳面餐盘

热量	蛋白质	脂肪	糖类	膳食纤维	净糖量
596.9 千卡	47.0 克	29.5 克	44.7 克	6.7 克	38.0 克

豆鱼蛋肉类	非豆鱼蛋肉类	非蔬菜糖量	蔬菜糖量
37.5 克	9.5 克	28.5 克	16.2 克

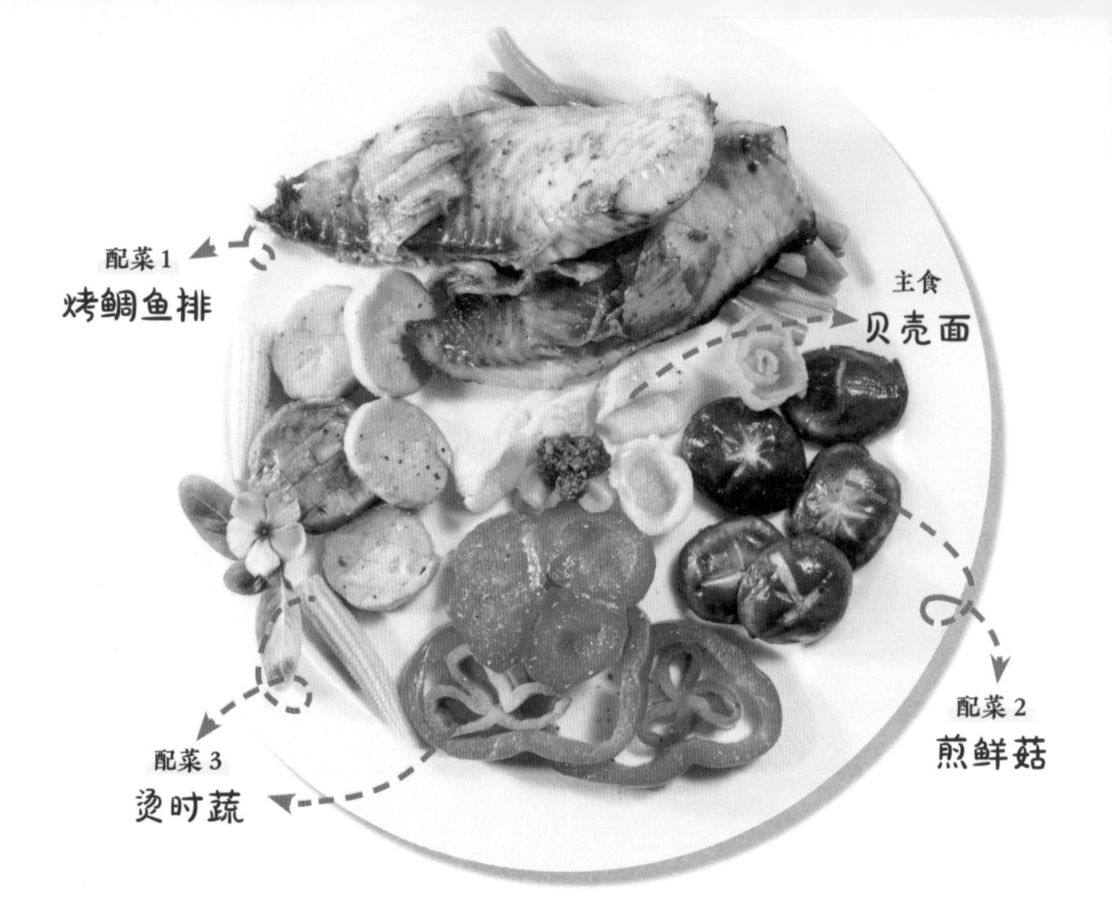

主食 贝壳面

材　料｜贝壳面20克，意大利面肉酱20克。

做　法｜

1 贝壳面煮熟后捞起。

2 将贝壳面与肉酱搅拌均匀即可。

配菜1 烤鲷鱼排

材　料｜鲷鱼肉200克。

调　料｜油1茶匙，韩式泡菜汁约70克。

做　法｜

1 用韩式泡菜汁腌鲷鱼肉3分钟后，淋上少许油。

2 腌好的鱼肉放入空气炸锅，180℃烤8分钟，装盘即可。

配菜2 煎鲜菇

材　料｜鲜香菇70克，杏鲍菇50克。

调　料｜油2茶匙。

做　法｜

1 香菇洗净、去蒂、划十字，杏鲍菇切小块。

2 热锅放油，小火将香菇、杏鲍菇块煎熟即可。

配菜3 烫时蔬

材　料｜红彩椒50克，柿子椒20克，四季豆50克，玉米笋10克。

调　料｜油1茶匙，盐适量。

做　法｜

1 红彩椒、柿子椒洗净切片；四季豆洗净切段；玉米笋洗净。

2 所有食材烫熟后，捞起沥干，加入油、盐拌匀即可。

年糕酱、韩式辣酱通常会和小菜一起调味，皆含有糖量，享用韩式料理时，建议注意这些隐形的碳水，避免摄取过量糖类。

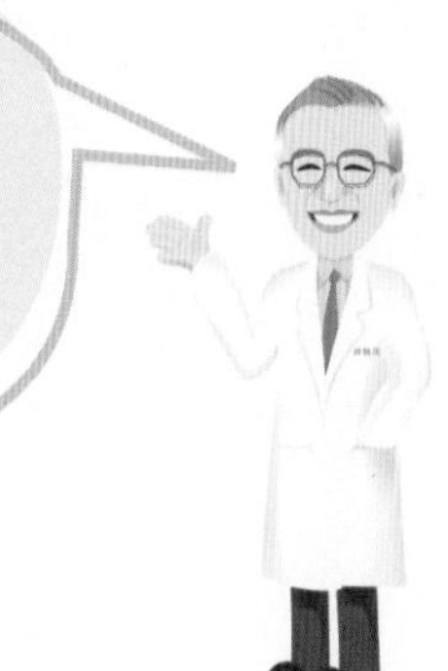

白肉比红肉健康吗

“尽量少吃红肉”，这是大家常听到的说法，特别是针对有“三高”问题的人。红肉之所以会被这样提醒，主要是其饱和脂肪酸的含量较高。但若了解烹饪油及蛋白质食物都含有三大类脂肪酸，就可以自己在使用或食用频率上进行调整。如果完全避开红肉，那么常用食物的选单就会减少更多，徒增饮食限制。

生牛肉，去除明显油脂后，依含脂肪多寡，一般可估30～35克含1份蛋白质。点牛排时，熟重85克、生重113克的牛排可提供3～3.5份蛋白质。腱子肉常用来炖煮，约估32克。和牛脂肪含量高，50～60克才有1份蛋白质。我喜欢自己煎牛排，厚切4厘米也能掌握自如，算是我的拿手料理。如果是用烤箱或是空气炸锅料理，能减下更多油脂。倒是吃火锅涮牛肉片时，就算吃起来不油腻，也容易吃下更多脂肪。

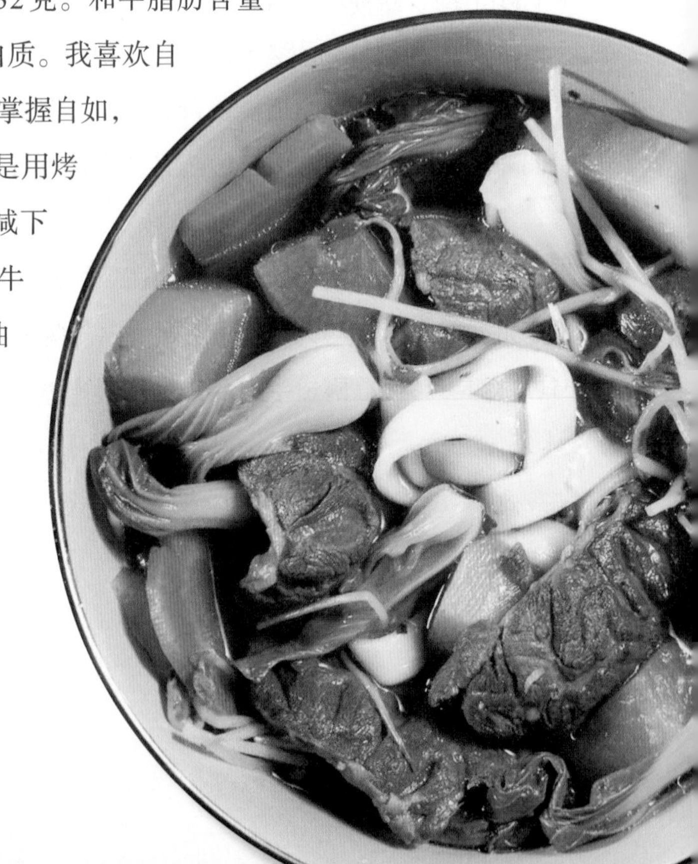

牛肉面也是玉琴常为团队准备的午餐，当然是低糖版。一般面条估20克生重一份糖，搭配至少300克生重蔬菜，牛腱子肉脂肪含量并不高。这道料理脂肪是低的，饱和脂肪总量比2个鸡蛋还少，总热量才330千卡，大概只有一般市售牛肉面的一半，蛋白质及蔬菜更丰富，兼顾饱足及健康。

牛肉面

热量	蛋白质	脂肪	糖类	膳食纤维	净糖量
330.2 千卡	35.2 克	9.5 克	28.7 克	6.0 克	22.7 克

豆鱼蛋肉类	非豆鱼蛋肉类	非蔬菜糖量	蔬菜糖量
28.8 克	6.4 克	15.6 克	13.1 克

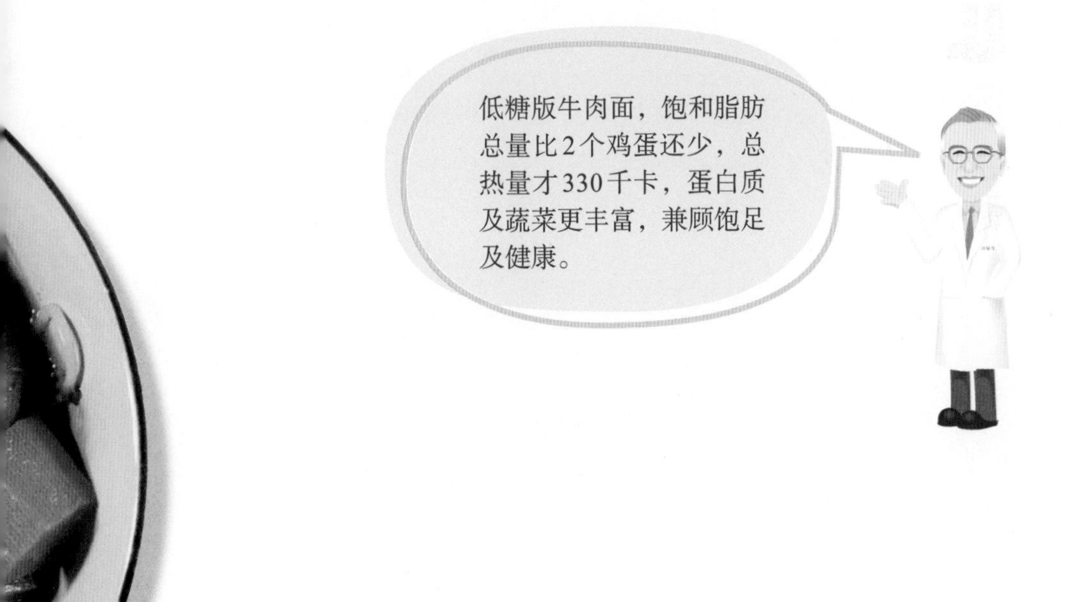

材　料｜牛腱子肉145克，白萝卜块200克，胡萝卜块20克，油菜100克，绿豆芽50克，乌冬面50克。

调　料｜酱油10克，八角3颗，月桂叶2片，盐适量，黑胡椒粒少许。

做　法｜

1 牛腱子肉切块后，烫水除血水，洗净放入锅中。

2 胡萝卜块、白萝卜块、酱油、盐、黑胡椒粒、八角、月桂叶和适量水放入锅中，依个人对肉质软硬度喜好定时长。

3 等候过程，洗净油菜、绿豆芽，烫熟油菜、绿豆芽与乌冬面。

4 牛腱子肉熟后，盛出摆盘即可。

鱼

不是只有蛋白质

在蛋白质食物建议的顺序上，鱼比陆生食用动物肉有更优先的位置，鱼肉蛋白质比兽禽类的更容易消化吸收。鱼肉大多属于低或中脂肉品，海鲜的油脂中有人体必需的ω–3脂肪酸，依含量从多至少排序为：鲭鱼、秋刀鱼、柳叶鱼、三文鱼、鲟鱼、午仔鱼、鳕鱼、马鲛鱼、鳗鱼、鲣鱼、白带鱼、刺鲳、竹荚鱼、鲯鳅、鲳鱼、红鲢、小银鱼、鲈鱼。3茶匙（15克）鱼子酱的ω–3脂肪酸含量约和100克刺鲳相当；牡蛎、蚵仔、三文鱼卵、龙虾卵的含量和竹荚鱼相近。

植物也有ω–3脂肪酸，但种类较少，包括亚麻籽、奇亚子、结球甘蓝、核桃、紫菜、海藻。另两种脂肪酸从食物中较易摄取，ω–6脂肪酸含量丰富的烹调油有大豆油、葵花油、葡萄子油、玉米油，而ω–9脂肪酸有橄榄油、苦茶油、芥花油、米糠油、牛油果油、花生油；而含ω–3脂肪酸的亚麻籽油、紫苏子油、藻油都不是食品烹调油。

从食物营养角度看，平衡油品使用及摄取海鲜，并不用担心必需脂肪酸摄取不足。蔬食者也可从特定含量较丰富的食物中足量摄取，以一天1000毫克的ω–3脂肪酸补充来说，约等于12克核桃的含量，就可达到每日建议摄取量（500 ~ 600毫克）。

墨鱼面搭配三文鱼、鸡蛋、香菇及其他蔬菜的这道餐盘，提供了5份蛋白质，来自鱼和蛋，香菇也有一些蛋白质。鱼和蛋的料理没有添加烹饪油，面、烤香菇及烫蔬菜各加了1茶匙油。三文鱼中段每100克含20.7克

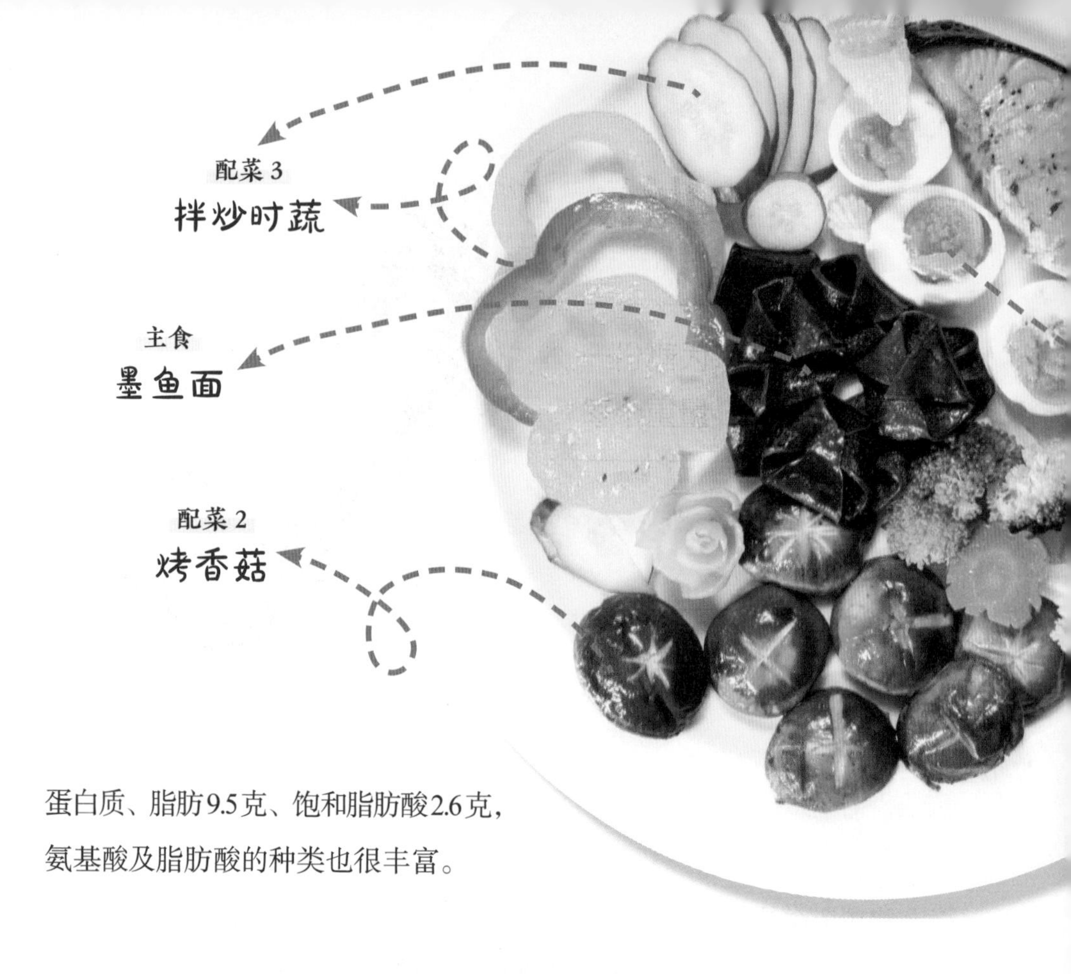

蛋白质、脂肪9.5克、饱和脂肪酸2.6克，氨基酸及脂肪酸的种类也很丰富。

烤三文鱼墨鱼面餐盘

热量	蛋白质	脂肪	糖类	膳食纤维	净糖量
539.6 千卡	44.8 克	28.0 克	32.2 克	7.7 克	24.5 克

豆鱼蛋肉类	非豆鱼蛋肉类
36.2 克	8.6 克

非蔬菜糖量	蔬菜糖量
15.4 克	16.8 克

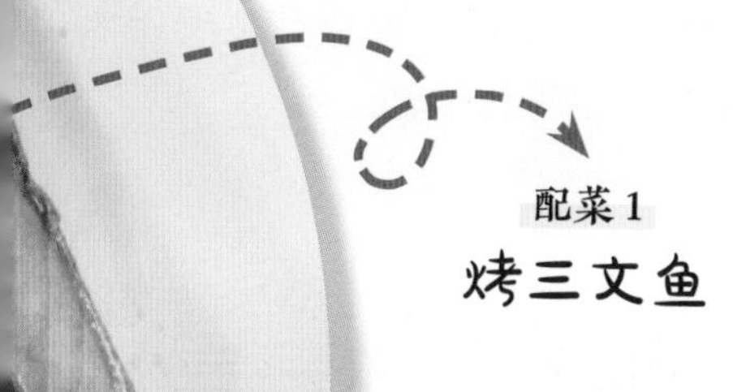

配菜1
烤三文鱼

配菜4
水煮蛋

配菜3
拌炒时蔬

主 食 墨鱼面

材　料｜墨鱼面20克。

调　料｜油1茶匙。

做　法｜

1 墨鱼面煮熟后捞起。

2 将墨鱼面与油搅拌均匀即可。

配菜1 烤三文鱼

材　料｜三文鱼120克。

调　料｜黑胡椒粒少许。

做　法｜

1 三文鱼洗净后，擦干水分，撒上黑胡椒粒。

2 空气炸锅180℃烤8分钟即可。

配菜2 烤香菇

材　料｜鲜香菇100克。

调　料｜油1茶匙，黑胡椒粒、盐各适量。

做　法｜鲜香菇洗净，划十字，撒上少许黑胡椒粒、适量盐，在表面淋少许油，用空气炸锅180℃烤8分钟即可。

配菜3 拌炒时蔬

材　料｜红彩椒、黄彩椒、西蓝花各50克，小黄瓜20克。

调　料｜油1茶匙，盐适量。

做　法｜

1 西蓝花洗净，切小朵；红彩椒、黄彩椒、小黄瓜洗净，切成适口大小。

2 煎锅倒油，放入所有食材拌炒至熟，加盐调味即可。

配菜4 水煮蛋

材　料｜鸡蛋1个。

做　法｜滚水，放入鸡蛋煮6～8分钟即可。

在蛋白质食物建议的顺序上，鱼比陆生食用动物肉有更优先的位置。鱼的蛋白质比肉容易消化吸收，大多属于低脂或中脂肉品。

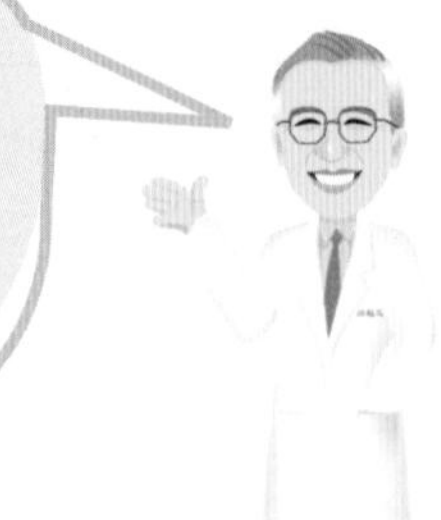

吃足蛋白质的素炒面

将豆干、千张等食材切丝，口感上像是面食。豆干的口感略偏硬，牙口不好的人可以将豆干先切薄片，再切成丝（即豆腐丝），这样较容易入口。豆干和豆腐丝二者的营养素相近，豆腐丝每100克含蛋白质18.3克、脂肪8.6克、净糖2.3克；豆干每100克含蛋白质17.4克、脂肪8.6克、净糖0.2克。

若改用千张，建议调整食材搭配。千张的脂肪及净糖相对较多，每100克含蛋白质13.4克、脂肪13.1克、净糖5.8克。可以加1～2个鸡蛋，先煮好切成蛋丝，以补充蛋白质，添加于主食一份糖的料理，净合计糖量约25克。千张在凉拌、热炒、卤、煮、酱烧的料理中经常可以看到，不必避吃，而是要注意那一餐的食物搭配，要注意减糖减脂。

下页的“凉拌豆腐丝（面）”这道料理的口感、配色、营养都很丰富。黄豆芽算蔬菜，每100克含蛋白质5.4克、2.5克碳水（几乎都是膳食纤维）。无论炒或者煮，都是有嚼劲、能增加蛋白质及饱足感的食材，合计蛋白质总量有26克。非蔬菜的糖量主要来自酱油、醋、辣椒酱，1茶匙（5克）的含糖量，酱油0.8～1.5克，乌醋约0.5克，白醋比乌醋低，巴萨米克醋1.5～5.0克，辣椒酱0.6～1.2克。这道料理没有主食，可以自己选择一份糖的面条、米粉、粉丝等，另外煮熟去水，最后一起加入拌炒即可，净糖量增加至20克，热量在450千卡左右。

凉拌豆腐丝（面）

热量	蛋白质	脂肪	糖类	膳食纤维	净糖量
358.2 千卡	26.1 克	25.5 克	12.6 克	7.2 克	5.4 克

豆鱼蛋肉类	非豆鱼蛋肉类	非蔬菜糖量	蔬菜糖量
19.2 克	6.9 克	5.9 克	6.7 克

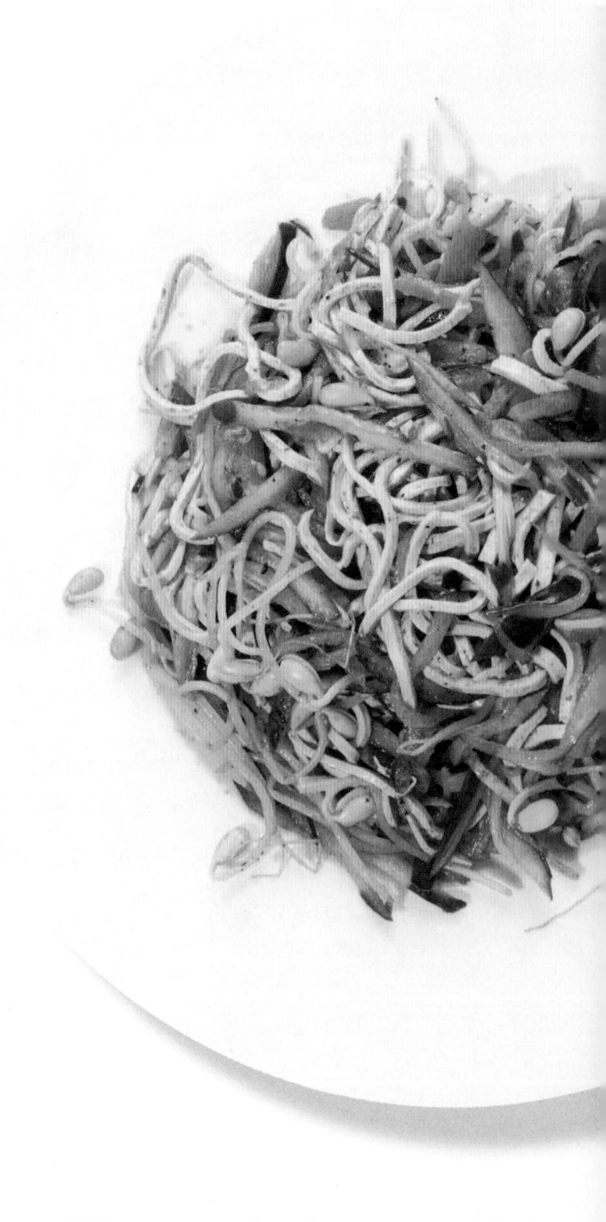

材　料｜豆腐丝105克，胡萝卜丝15克，黄瓜丝100克，黄豆芽50克。

调　料｜姜丝10克，橄榄油2茶匙，酱油1茶匙，醋1茶匙，辣酱1茶匙，盐适量。

做　法｜

1 烫熟豆腐丝、黄豆芽、胡萝卜丝、黄瓜丝。

2 将所有材料与调料拌匀即可。

将豆干、千张等食材切丝，口感上像是面食，是增加蛋白质、减少碳水化合物（糖类）摄取的方式。

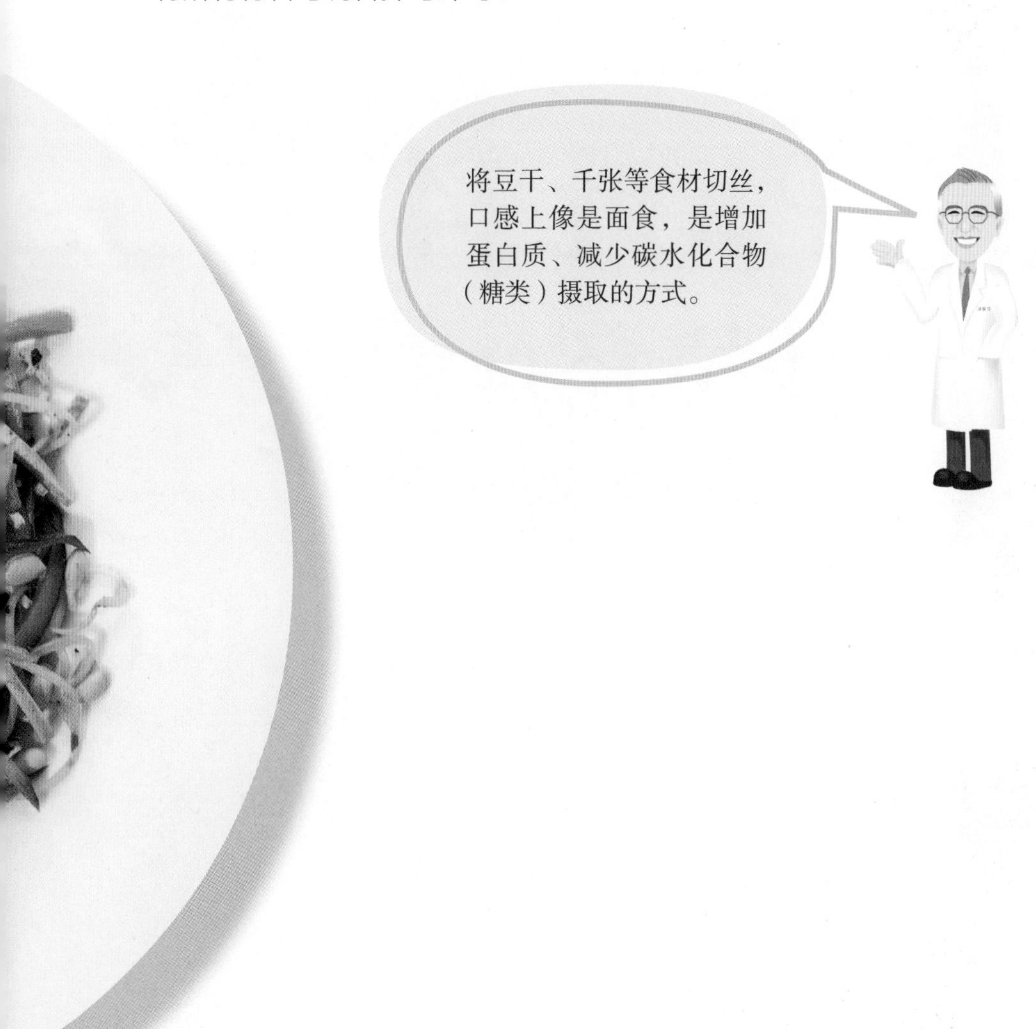

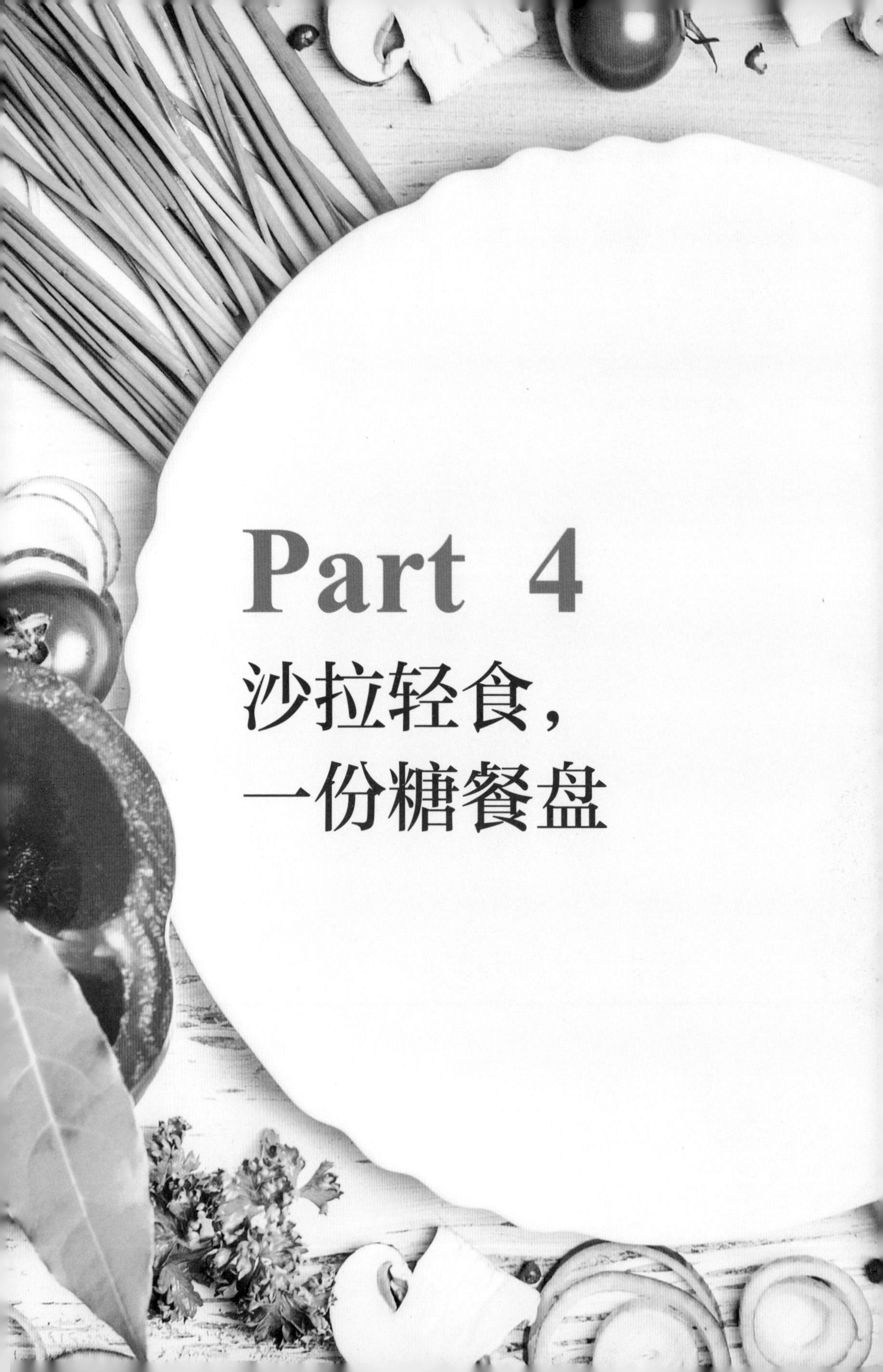

Part 4

沙拉轻食，一份糖餐盘

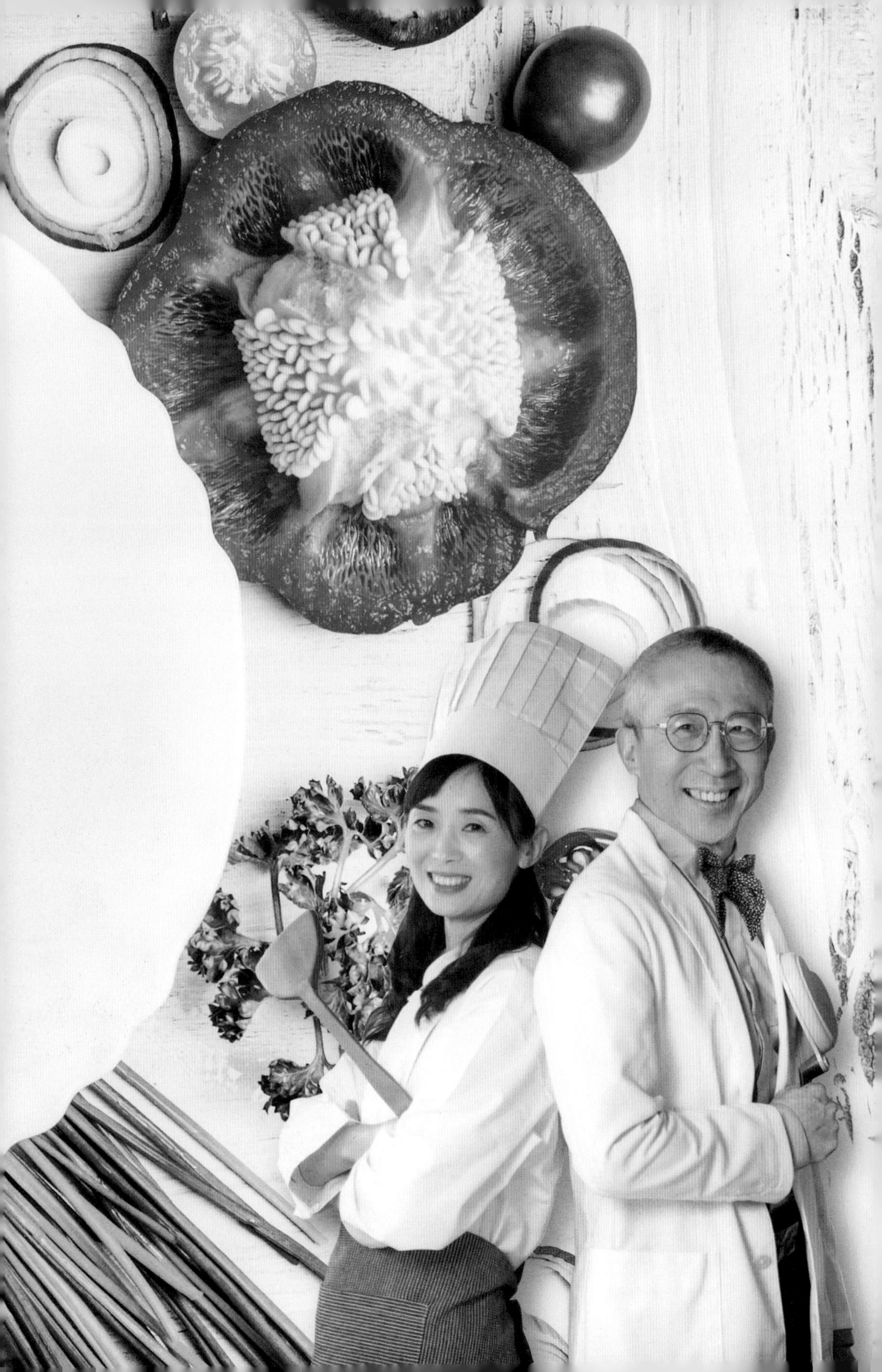

小心加工食物中的隐形糖和油

原型食物容易看到的油脂，在加工食品中就容易被忽略。例如，各种肉类加工制品、酱汁、糕点、奶制品等，普遍含有脂肪及添加糖。

我们曾在2020年进行猪肉干的一份糖测试，一份糖约31克，含蛋白质10克、脂肪约1.6克，测试后的血糖峰值是7.1毫摩/升。可以想象如果以肉干作为蛋白质的补充来源，一定会同时增加碳水及脂肪摄取。如果选择圆形的金钱猪肉干，其脂肪含量更高，而片状猪肉干的碳水通常会更多。牛肉干40～50克含一份糖，蛋白质有2份（14克），脂肪比猪肉少一点。肉干的碳水多来自添加糖，虽然含有蛋白质，但不建议超过一份糖，同时要注意高脂肪的加工肉制品。

“水果总汇餐盘”中，利用水果作为糖类主要来源，搭配了煎蛋、煎火腿及德国香肠，总

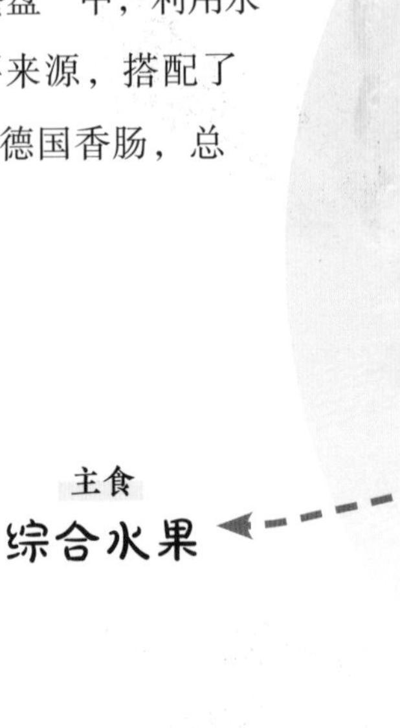

脂肪28克中，有一半来自火腿及香肠，不过就总热量而言，一餐400千卡并不多。西式早餐的香肠有很多种选择，这里用的是德国香肠，每100克食材提供蛋白质12.2克、脂肪21克、碳水0克。若改选鸡肉（白）香肠，蛋白质多50%，脂肪只有3.9克，还可以用煮的方式烹调。若使用台式香肠，每100克可提供蛋白质16克、脂肪30克、碳水16克，无论碳水还是脂肪，都比较高。

水果总汇餐盘

热量	蛋白质	脂肪	糖类	膳食纤维	净糖量
417.8千卡	24.4克	28.0克	21.6克	4.6克	17.0克

豆鱼蛋肉类	非豆鱼蛋肉类	非蔬菜糖量	蔬菜糖量
19.9克	4.5克	13.8克	7.8克

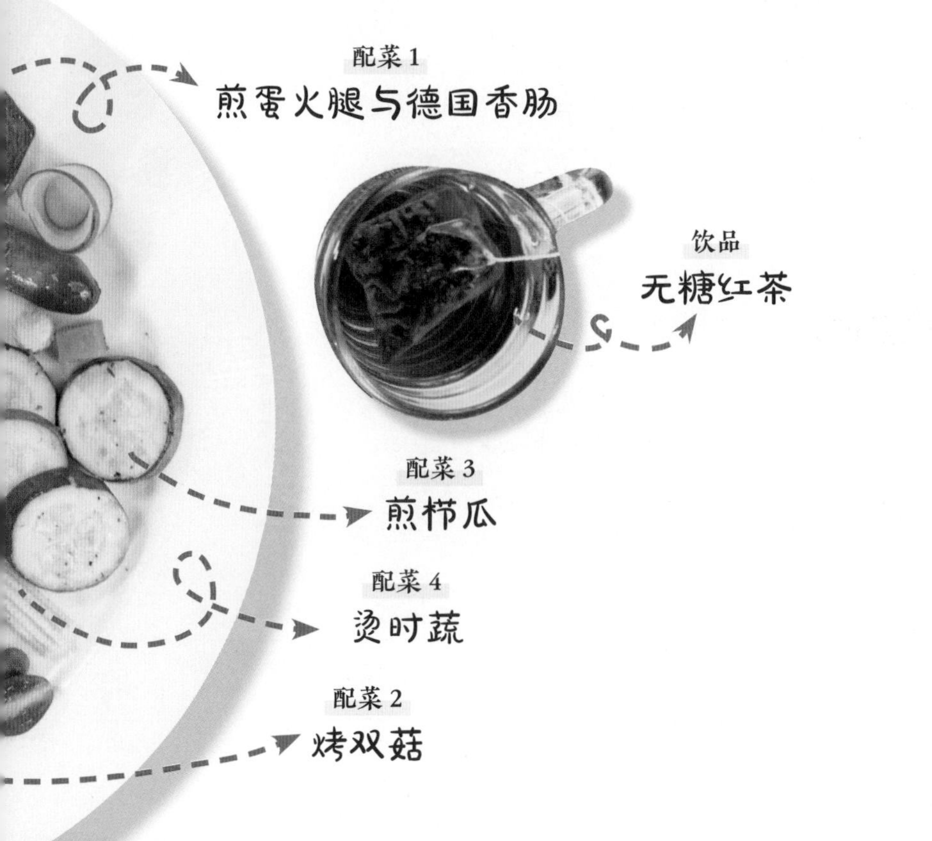

主食 综合水果

材料｜苹果10克，红心火龙果20克，沃柑2片（约20克），哈密瓜10克，小番茄5克。

配菜1 煎蛋火腿与德国香肠

材料｜鸡蛋1个，火腿肉片40克，德国香肠1根（约40克）。

调料｜油1.5茶匙。

做法｜热锅倒入油，将鸡蛋、火腿肉片、德国香肠煎熟即可。

配菜2 烤双菇

材料｜蟹味菇、白玉菇各50克。

调料｜橄榄油0.5茶匙，盐适量，黑胡椒粒少许。

做法｜

1 菇类洗净、撕散，加入橄榄油、适量盐与黑胡椒粒。

2 以空气炸锅烤熟（180℃烤8～10分钟）即可。

配菜3 煎栉瓜

材料｜栉瓜40克。

调料｜油0.5茶匙，盐适量，黑胡椒粒少许。

做　法｜

1 栉瓜洗净，切成0.5厘米左右备用。

2 热油锅，小火慢煎栉瓜片至微焦后翻面。

3 两面都上色后，撒上盐、黑胡椒粒即可。

配菜4 烫时蔬

材　料｜西蓝花10克，玉米笋10克。

做　法｜

1 西蓝花洗净、切小朵，玉米笋洗净。

2 将西蓝花、玉米笋放入锅中烫熟即可。

饮 品

无糖红茶1杯。

加工食品容易含有隐形的油脂和糖（碳水），容易造成饮食过量，建议以原型食物为主。

早餐的饮品、配菜怎么选择

早餐搭配的饮品，在选择上要平衡碳水、蛋白质、脂肪三大营养素。当食物营养素已经足够时，可选择不加糖及奶的咖啡或是茶。

如果饮品具有糖量时，需要同步调整餐盘食材。例如想饮用蔬果汁时，水果量需控制在半份糖量以下；如果水果占一份糖，搭配的餐盘食材就要进行减糖。同样的，燕麦片一份糖约26克（含膳食纤维4克），也需要减少主食糖量。

想通过饮品增加蛋白质，可搭配150毫升无糖浓豆浆，补充1份蛋白质，且仅有2～4克碳水。

在右页小餐包餐盘中，搭配2个煎蛋及1根德国香肠，提供了3份蛋白质，西蓝花只用了50克，饮品则是不占糖量的绿茶。西蓝花和菜花同属于十字花科甘蓝类蔬菜。菜花煮熟放凉后放冰箱，吃之前再取出，可回温，也可以直接享用。上班族或是学生可以用这个方式摄取一些蔬菜。除了菜花，彩椒、胡萝卜也是我经常直接从冰箱取出的即食蔬菜。油渍彩椒的调理步骤多一些，也是美味的即食蔬菜。

小餐包如果要搭配奶油，所增加的营养是脂肪，考虑热量的话，可以改搭配低脂的肉品。花生酱主要的营养也是油脂，10克含蛋白质2.5克，依加糖多寡碳水量0.5～2.5克。肉松的蛋白质比花生酱少，碳水量是花生酱3倍，过量摄入会影响血糖。10克果酱则有6克碳水，要尽量避免。

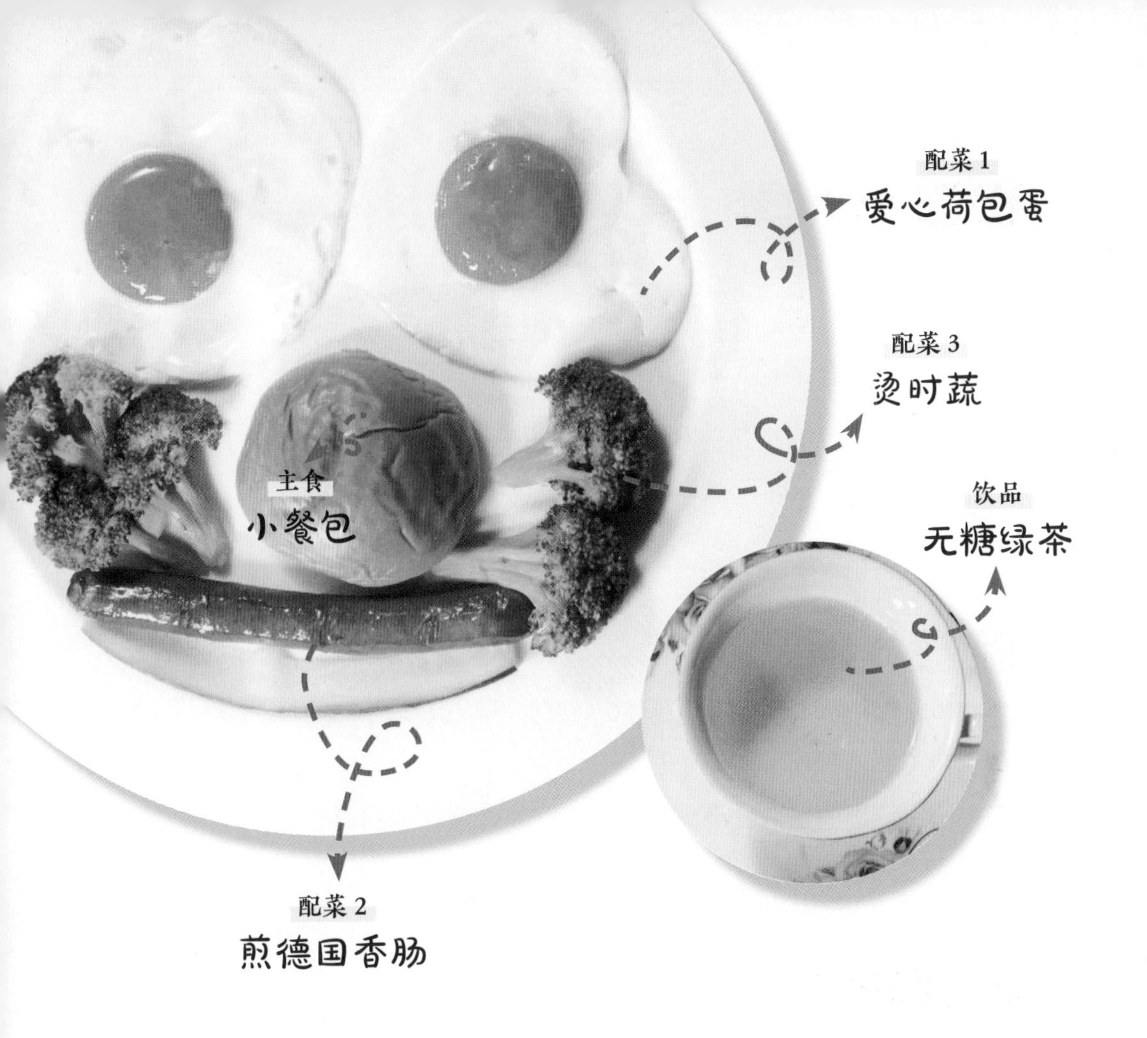

面包超人餐盘

热量	蛋白质	脂肪	糖类	膳食纤维	净糖量
566.6 千卡	24.4 克	43.2 克	22.0 克	2.7 克	19.3 克

豆鱼蛋肉类	非豆鱼蛋肉类	非蔬菜糖量	蔬菜糖量
20.3 克	4.1 克	18.0 克	4.0 克

主 食 小餐包

材　料｜小餐包1个（约30克）。

配菜 1 爱心荷包蛋

材　料｜鸡蛋2个。

调　料｜油3茶匙。

做　法｜以模具煎荷包蛋，热锅每次加入1.5茶匙油煎蛋，分2次下油煎熟即可。蛋液先打在模具里，凝固后再将蛋黄移至模具正中间，造型更漂亮。

配菜 2 煎德国香肠

材　料｜德国香肠1根（约40克）。

调　料｜油0.5茶匙。

做　法｜热锅放入油，小火将德国香肠煎至微焦黄即可。

配菜 3 烫时蔬

材　料｜西蓝花50克。

做　法｜

1 西蓝花洗净，切小朵。

2 将西蓝花放入锅中烫熟即可。

饮 品

无糖绿茶1杯。

早餐饮品需留意是否含有糖类（碳水），并同步调整主食的糖量。果酱的碳水较高，要尽量避免。

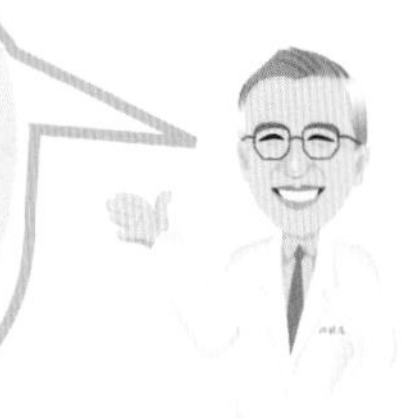

方便估准糖量的吐司

30克白吐司是一份糖，全麦吐司约33克，市售的薄片吐司大多会超过这个重量。生吐司、厚片吐司、鲜奶吐司的糖量则有2份，食用时需对切一半。我曾进行麦粉吐司测糖，我的血糖最多增加了1.6毫摩/升；添加豆渣的低糖吐司一片52克，净糖量是1份，我的测试血糖最高增加2.2毫摩/升。

坊间也有推出无淀粉的面包、糕点类烘焙产品，主要受众为生酮饮食者。以吐司为例，会以裸麦粉、燕麦纤维、亚麻仁子、黄豆粉、鸡蛋、杏仁粉、车前子粉等作为配方，一片净糖量3.5克，热量超过白吐司，价格则是白吐司的6~8倍，口感上接近全麦吐司。

“133低糖餐盘”的营养素来源以多样化的原型食物为主，强调足量的蔬菜及蛋白质，相对的，也就不需要限制日常生活非原型食物种类最多的含糖食物，而是把握合适的糖量。因此，我并不鼓励为了吃到整片面包、蛋糕而改用无淀粉的烘焙产品。

“三色椒炒蛋佐吐司餐盘”是一道搭配鸡蛋的蔬食餐盘。炒滑蛋需要一点点料理技巧（不依赖加入牛奶、水、糖、奶油等材料以增加滑顺感）。可利用3个鸡蛋加15毫升的牛奶，减少对营养成分的影响；也可以减少成2个鸡蛋，加入一杯豆浆或是100克鸡蛋豆腐，变成滑蛋豆腐，同样可以维持3份蛋白质。

三色椒炒蛋佐吐司餐盘

热量	蛋白质	脂肪	糖类	膳食纤维	净糖量
609.8 千卡	28.3 克	42.4 克	36.5 克	8.0 克	28.5 克

豆鱼蛋肉类	非豆鱼蛋肉类	非蔬菜糖量	蔬菜糖量
20.9 克	7.4 克	17.3 克	19.2 克

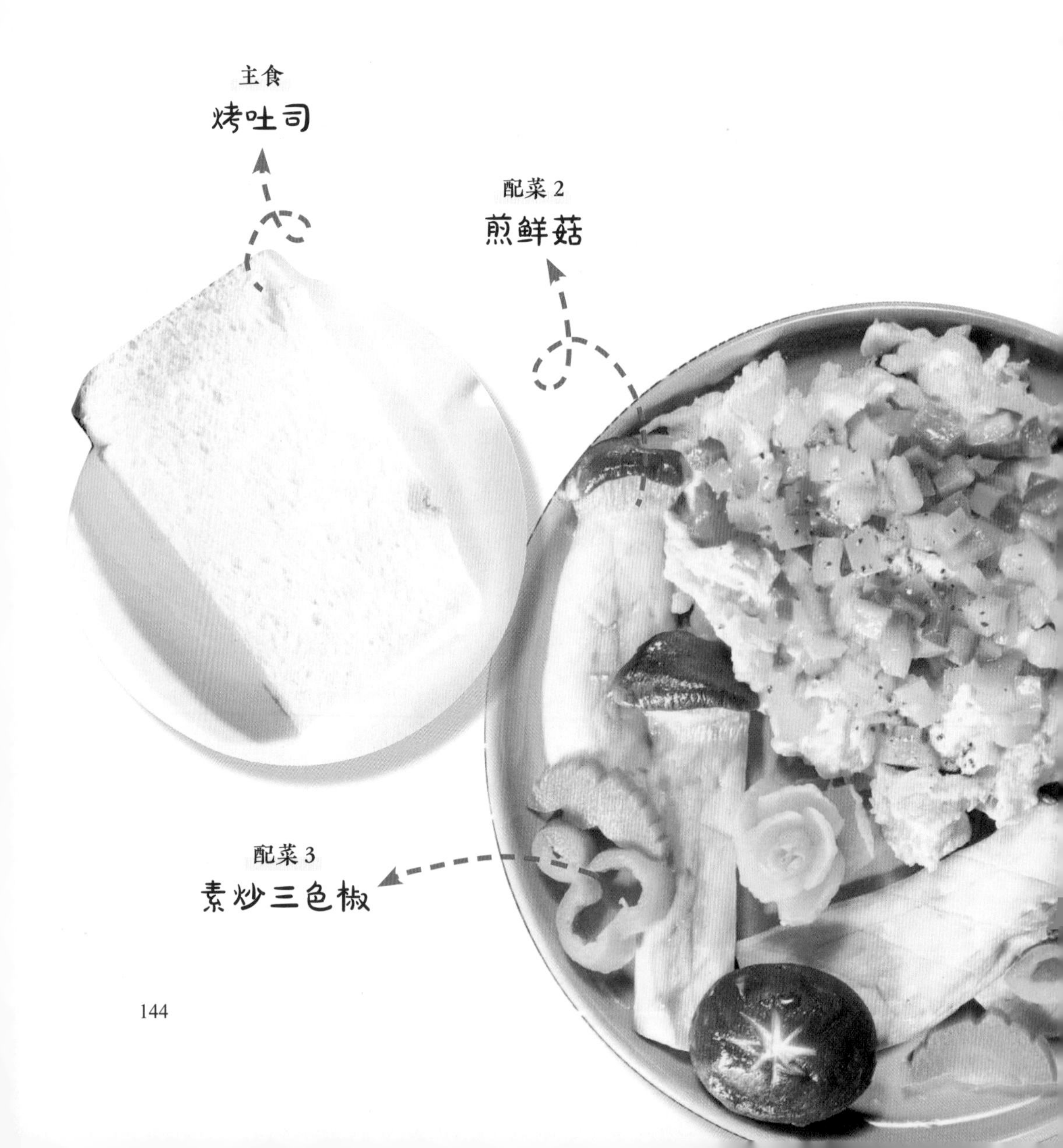

主食 烤吐司

材　料｜吐司30克。

配菜1 炒滑蛋

材　料｜鸡蛋3个。

调　料｜油2茶匙，盐适量，黑胡椒粒少许。

做　法｜

1 鸡蛋打散，加入适量盐与黑胡椒粒调味。

2 热锅倒油，倒入蛋液快速炒至八分熟即可。

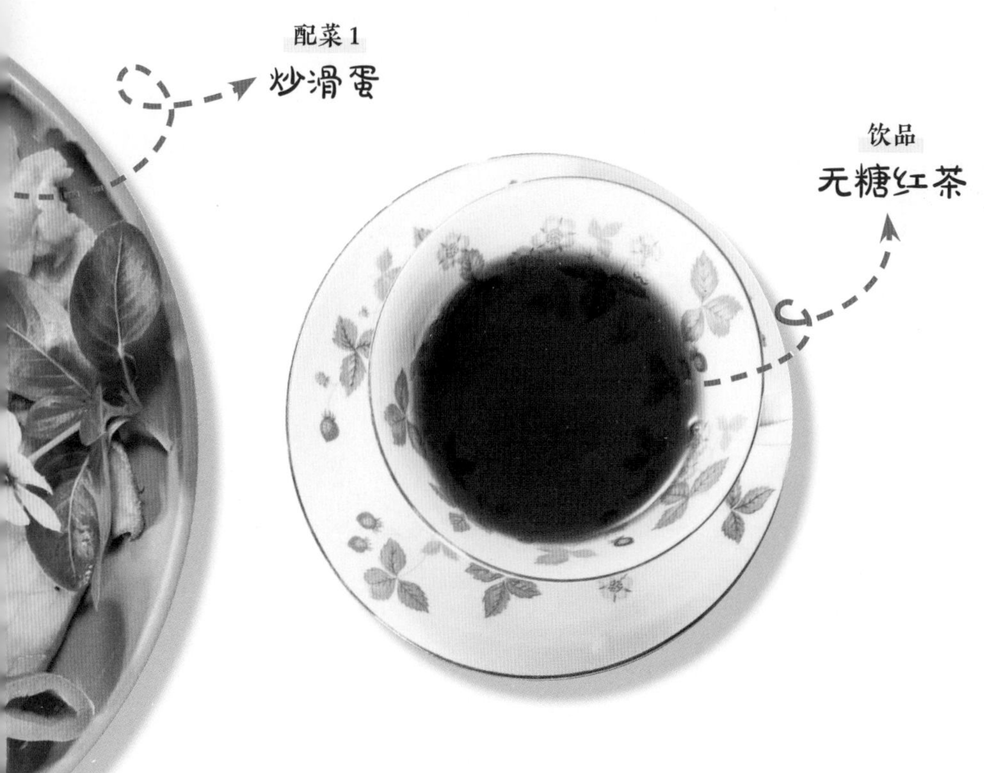

配菜2 煎鲜菇

材　料｜鲜香菇1朵约15克，杏鲍菇100克。

调　料｜油2茶匙，盐适量。

做　法｜

1 香菇洗净，去香菇蒂头，划十字；杏鲍菇洗净，对半切成适口大小。

2 热锅，放入油，小火将双菇煎炒至熟，加盐调味即可。

配菜3 素炒三色椒

材　料｜红彩椒、黄彩椒、柿子椒各50克。

调　料｜油1茶匙。

做　法｜

1 红彩椒、黄彩椒、柿子椒洗净，切成约1厘米的丁状。

2 锅中加入油，拌炒三种椒丁至熟即可。

饮　品

无糖红茶1杯。

不建议为了减少糖量摄取而选择特制的无淀粉烘焙产品。各式“迷你”版的面包、蛋糕、饼干，糖量都非常低，也相当美味。

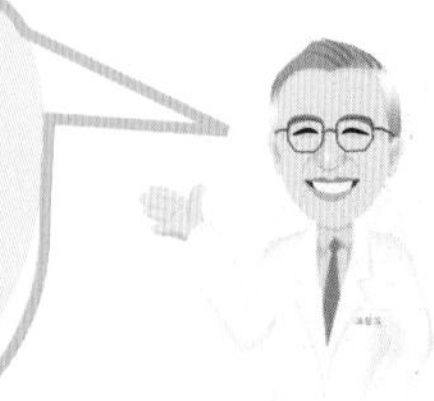

以水果替代一份糖主食

水果本身含有膳食纤维，胡萝卜素、维生素B_1、维生素B_2、维生素C、钙、钾等，但不建议为了吃到这些营养素而忽略糖量控制。维生素存在于多种食物中，以维生素C为例，香椿、辣椒、彩椒、菜花、苦瓜、豌豆荚等也都有。原则上，多样化的食材摄取可以满足各类维生素及矿物质的需求。若仍有疑虑，可以补充综合维生素，毕竟细算各类微量营养素摄取是极为复杂的，对大众而言，重点应该放在碳水、蛋白质的估算。

在进行一份糖饮食半年后，我调整了早餐的内容，开始以水果替代主食，有几个原因让我做出这个改变。首先，早上准备蔬菜比较匆忙，进食时间也会拉长。其次，除了一份糖的米饭外，一般市售的淀粉都要分切称重，才抓得准分量。我喜欢吃水果，但控糖后要特别注意减量，毕竟果糖摄取过多还有造成脂肪肝的问题。水果作为早餐方便食用，都是切片（约一指宽）或切丁，或是免动刀，可以选择洗一洗就能吃的葡萄和小番茄。

在工作日，我的早餐就是水果（一般可吃到5种左右）、2个水煮蛋、豆浆、咖啡、茶。偶有外宿享用饭店西式早餐时，因提供的蛋白质选择比较多，会搭配各式火腿切片、三文鱼等冷肉，但频率并不高。

以水果切片作为糖类主食的替代，对喜欢吃水果的人来说也是简易准备一份糖的方法。以8颗葡萄替代主食的餐盘，对偏好水果的人，除了作为早餐，也可当成中餐、晚餐。三道蔬菜加上彩椒炒鸡腿，净糖量约1.8份。

葡萄佐彩椒鸡腿餐盘

热量	蛋白质	脂肪	糖类	膳食纤维	净糖量
677.5 千卡	30.5 克	49.8 克	34.0 克	7.2 克	26.8 克

豆鱼蛋肉类	非豆鱼蛋肉类	非蔬菜糖量	蔬菜糖量
23.5 克	7.0 克	16.9 克	17.1 克

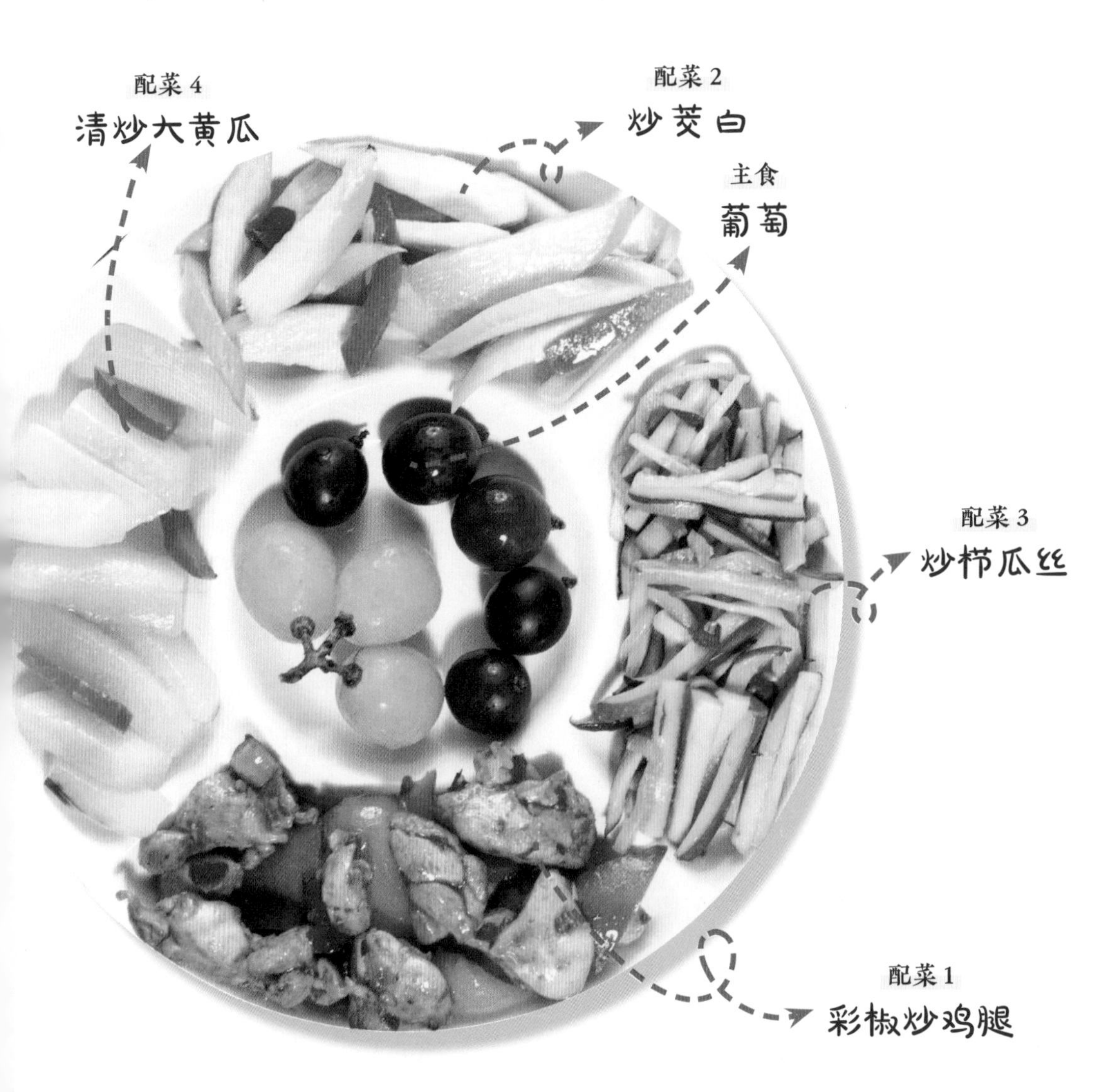

主食 葡萄

材　料｜麝香葡萄3颗，巨峰葡萄5颗（共90克）。

配菜1 彩椒炒鸡腿

材　料｜去骨鸡腿130克，黄彩椒35克，柿子椒30克。

调　料｜红辣椒末4克，油2茶匙，辣豆瓣酱10克，酱油1茶匙。

做　法｜

1 黄彩椒、柿子椒洗净，切成约1厘米的丁状。

2 热锅油炒香鸡腿，炒至五分熟。

3 放入豆瓣酱、酱油、红辣椒末，再加入黄彩椒丁、柿子椒丁及适量水，炒熟即可。

配菜2 炒茭白

材　料｜茭白100克，胡萝卜8克。

调　料｜蒜末2克，油2茶匙，盐适量。

做　法｜

1 茭白洗净、切片，胡萝卜洗净、切丝。

2 热锅后爆香蒜末、胡萝卜丝，放入茭白片炒至八分熟后，加入盐调味炒熟即可。

配菜3 炒栉瓜丝

材　料｜栉瓜100克。

调　料｜红辣椒末2克，蒜末4克，油1.5茶匙，盐适量。

做　法｜

1 栉瓜洗净、切丝。

2 热锅加油爆香蒜末、红辣椒末，加入栉瓜丝炒至八分熟后，加入盐调味炒熟即可。

配菜4 清炒大黄瓜

材　料｜大黄瓜100克，胡萝卜2克。

调　料｜蒜末4克，油1.5茶匙，盐适量。

做　法｜

1 大黄瓜洗净、切条，胡萝卜切丝。

2 热锅加油爆香蒜末、胡萝卜丝，放入大黄瓜条炒至八分熟后，加入盐调味炒熟即可。

水果拥有丰富的维生素，但不建议为了吃到这些营养素而忽略了糖量控制，依然要掌握一份糖的摄取原则。

生菜好还是熟菜好

生菜沙拉并不常出现在我的日常饮食中，但我也喜欢吃。刚开始进行低糖饮食时，在渐进调整食量阶段，不论是煮熟还是生吃，我每餐都会吃足300克生重的蔬菜。外出时，我可以吃下超市贩售的两盒沙拉，在饭店则会吃完整份的凯萨沙拉。沙拉酱料我只用油醋，更多时候是不用任何酱料，有火腿冷肉切片的话，我会和沙拉一起搭配享用。

虽然有些营养研究强调生菜的好处，并有蔬菜加热会破坏其中营养素的说法，但考虑到文化、餐饮习惯、偏好、食材、卫生条件等因素，在低糖增蔬的指导上，我倾向回归个人选择，生熟皆可。

在搭配生菜的饮食中，要同时注意油脂营养及热量。低糖饮食已经减少来自糖类的热量，如果每餐都倾向无油或是低油饮食，每日油脂摄入量可能会低于50克，长期如此可能会影响内分泌、引起皮肤干燥等问题，也需注意补充脂溶性维生素，如维生素A、维生素D、维生素E、维生素K等。

下一页的生菜沙拉，玉琴主厨选择以牛油果作为油脂的主要来源，当然蛋黄也提供了少许油脂。牛油果100克约含脂肪15克，单不饱和脂肪酸占49%，多不饱和脂肪酸22%，饱和脂肪酸29%。牛油果不算水果，归为油脂类，适合在无油烹调餐食一起搭配。牛油果190克含有1份碳水，加上320克蔬菜，及豆浆也含有少量碳水，但总膳食纤维有15.1克，因此净糖量只有17.7克。

牛油果沙拉餐盘

热量	蛋白质	脂肪	糖类	膳食纤维	净糖量
436.8千卡	28.6克	26.4克	32.8克	15.1克	17.7克

豆鱼蛋肉类	非豆鱼蛋肉类	非蔬菜糖量	蔬菜糖量
23.0克	5.6克	23.0克	9.8克

材 料｜牛油果190克，水煮蛋2个，生菜100克，小黄瓜80克，番茄140克。

调 料｜水果醋10毫升。

做 法｜

1 生菜洗净、撕块，泡冷开水，冰镇后捞起沥干备用。

2 牛油果去皮、切块，小黄瓜洗净、切滚刀块，番茄洗净、切块。

3 所有食材摆盘，淋上水果醋即可。

饮 品

无糖浓豆浆250毫升。

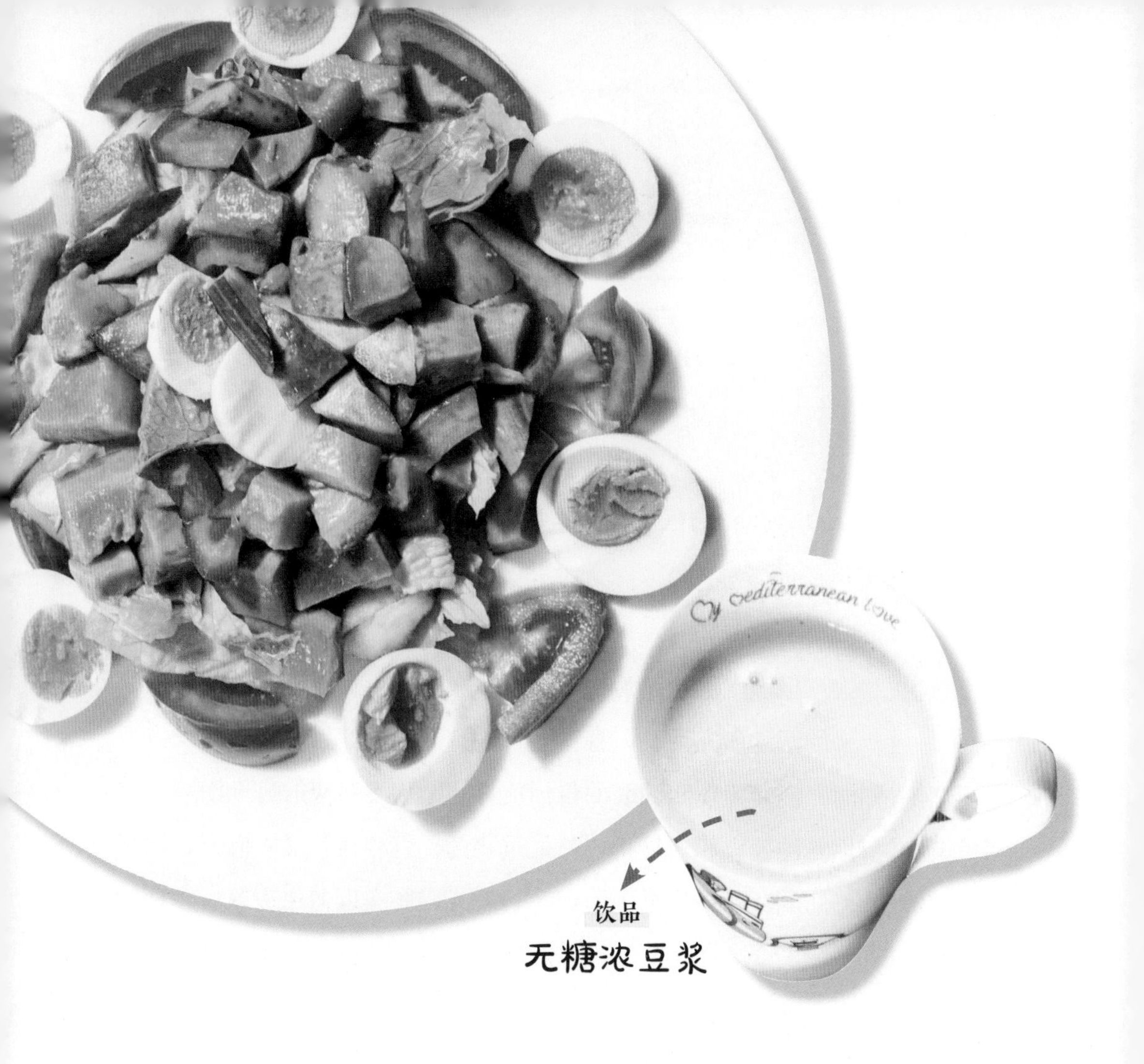

饮品

无糖浓豆浆

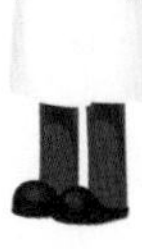

回归个人选择与方便食用性，选择生菜或是加热过的蔬菜皆可，无须执着于某种方式。

一天可以吃几个鸡蛋

“豆鱼蛋肉”这四类简写的排列顺序是有原因的，是依照食材的脂肪考量，和蛋白质的重要性无关（如以蛋白质生物价来排序，蛋会排在第一位）。

过去，大家根深蒂固地以为，心血管疾病起因于食物造成的高胆固醇血症。近年来的医学研究证实，身体会自主合成胆固醇，食物来源只占一小部分。同时，随着人体胆固醇的目标值界定，加上对应的有效治疗，食物胆固醇摄取量的建议相对显得不是最重要的。就心血管健康而言，饱和脂肪和反式脂肪的危害或许高于胆固醇。反式脂肪建议避免摄取，饱和脂肪建议量和一般大众一样，上限为总热量的10%，以一天1200～1800千卡估算，为13.3～20克，而一个鸡蛋的饱和脂肪约1.6克。

我们曾针对吃鸡蛋个数做过研究，随着鸡蛋的增量食用，并未观察到血脂的不良影响。但别误会，我并不是建议大家可以提高一天吃鸡蛋的上限，完全以鸡蛋来补充蛋白质并不是最合适的方式。建议一天中蛋白质的需求可从豆鱼蛋肉类中交替分配，不要过于单一，才是最好的组合。

这道爱心蛋是用模具定型，玉琴主厨第一次做的时候还卖关子，说是大家没吃过的蛋料理。鸡蛋的烹调有很多种，变变花样，好吃又有趣。建议可善用不粘锅煎蛋，好处是可以减少烹调用油。

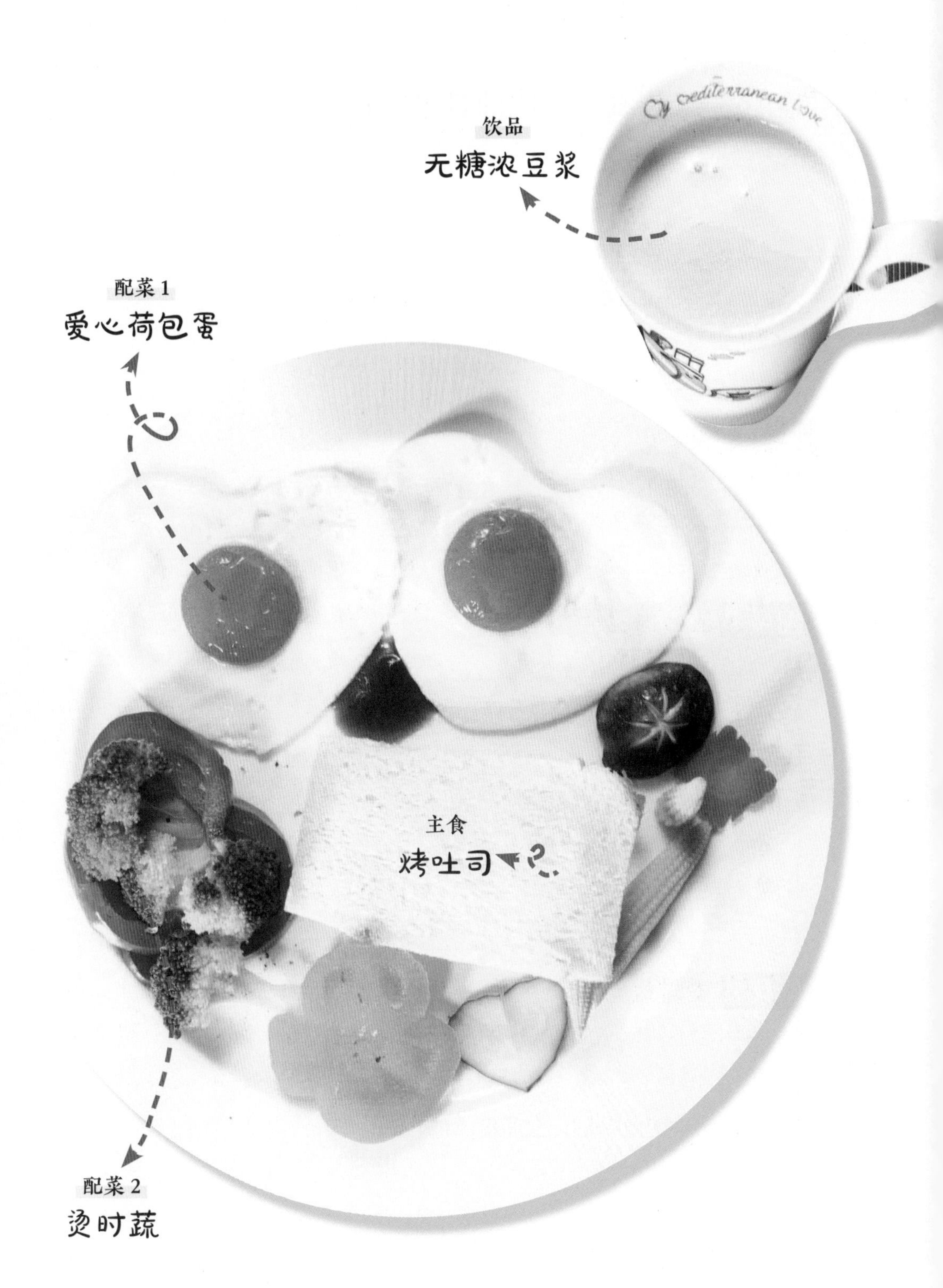
饮品
无糖浓豆浆
配菜 1
爱心荷包蛋
主食
烤吐司
配菜 2
烫时蔬

爱心荷包蛋佐时蔬餐盘

热量	蛋白质	脂肪	糖类	膳食纤维	净糖量
544.3 千卡	29.4 克	37.0 克	30.2 克	8.3 克	21.9 克

豆鱼蛋肉类	非豆鱼蛋肉类	非蔬菜糖量	蔬菜糖量
23.0 克	6.4 克	19.5 克	10.7 克

主 食 烤吐司

材 料｜吐司30克。

配菜 1 爱心荷包蛋

材 料｜鸡蛋2个。

调 料｜油3茶匙，番茄酱5克。

做 法｜

1 以模具煎荷包蛋，热锅每次加入1.5茶匙油煎蛋，分2次下油煎。

2 盛盘后加一点番茄酱即可。

配菜 2 烫时蔬

材 料｜黄彩椒、红彩椒、西蓝花各50克，玉米笋20克，鲜香菇10克。

调 料｜橄榄油1茶匙，盐适量。

做 法

1. 黄彩椒与红彩椒洗净，切成1厘米丁状；西蓝花洗净，切小朵；玉米笋、香菇洗净，切小块。
2. 所有食材烫熟后，捞起沥干，加入油、盐拌匀即可。

饮 品

无糖浓豆浆250毫升。

建议一天中蛋白质可
从豆鱼蛋肉类中多样
选择，不要过于单一，
才是最好的组合。

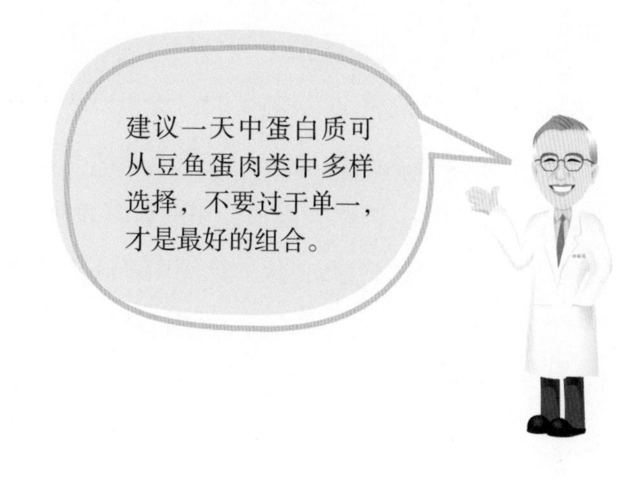

吃不腻的
百变蛋料理

蒸、煮、炒、煎、烘、炸、卤、溏心、水波、蛋卷、玉子烧等，通过不同烹调及搭配，鸡蛋是变化多样的料理食材。

利用电饭锅煮半熟蛋是我最常吃的蛋料理。鸡蛋洗净后放在电饭锅网架上，加入70毫升水，按下开关后计时，11～12.5分钟（熟度依电饭锅效能及个人喜好调整），将鸡蛋取出置于冷水中浸泡5分钟即可食用。

溏心蛋我会一次煮10个，材料有味醂50克、酱油50克、冷开水200毫升，先用上述电饭锅煮蛋法，完成后剥壳放入保鲜盒中，加入所有材料混匀的酱汁（盖过鸡蛋），放入冰箱两个晚上入味，即可享用。

茶叶蛋需经过三个步骤，制作10个茶叶蛋所需的材料有：红茶包5包、黑糖20克、八角2粒、花椒5克、酱油半碗。鸡蛋洗过放在锅内网架上，第一步放100毫升水蒸15分钟，将蛋取出敲出裂痕，再放回锅中。进行第二步，锅内加水淹过蛋，放入所有材料拌匀，按键煮蛋至熟。第三步，按键跳起后焖半小时，放凉即可食用，或置于冰箱保存。

“欧姆蛋长棍面包餐盘”以30克长棍面包为糖类（碳水），蛋料理使用了3个鸡蛋及50克鲜奶油，让口感更滑嫩，和一般餐厅的做法相近。如果不加鲜奶油，可减少脂肪17克，热量减170千卡。欧姆蛋可以随添加的内馅食材变化，多种颜色的蔬菜是常用配料。市售玉子烧100克有1.5份蛋白质，5～15克碳水；寿司店一贯玉子烧约5.6克蛋白质。

配菜 2
烤香菇
主食
长棍面包
配菜 3
烫时蔬
配菜 1
欧姆蛋

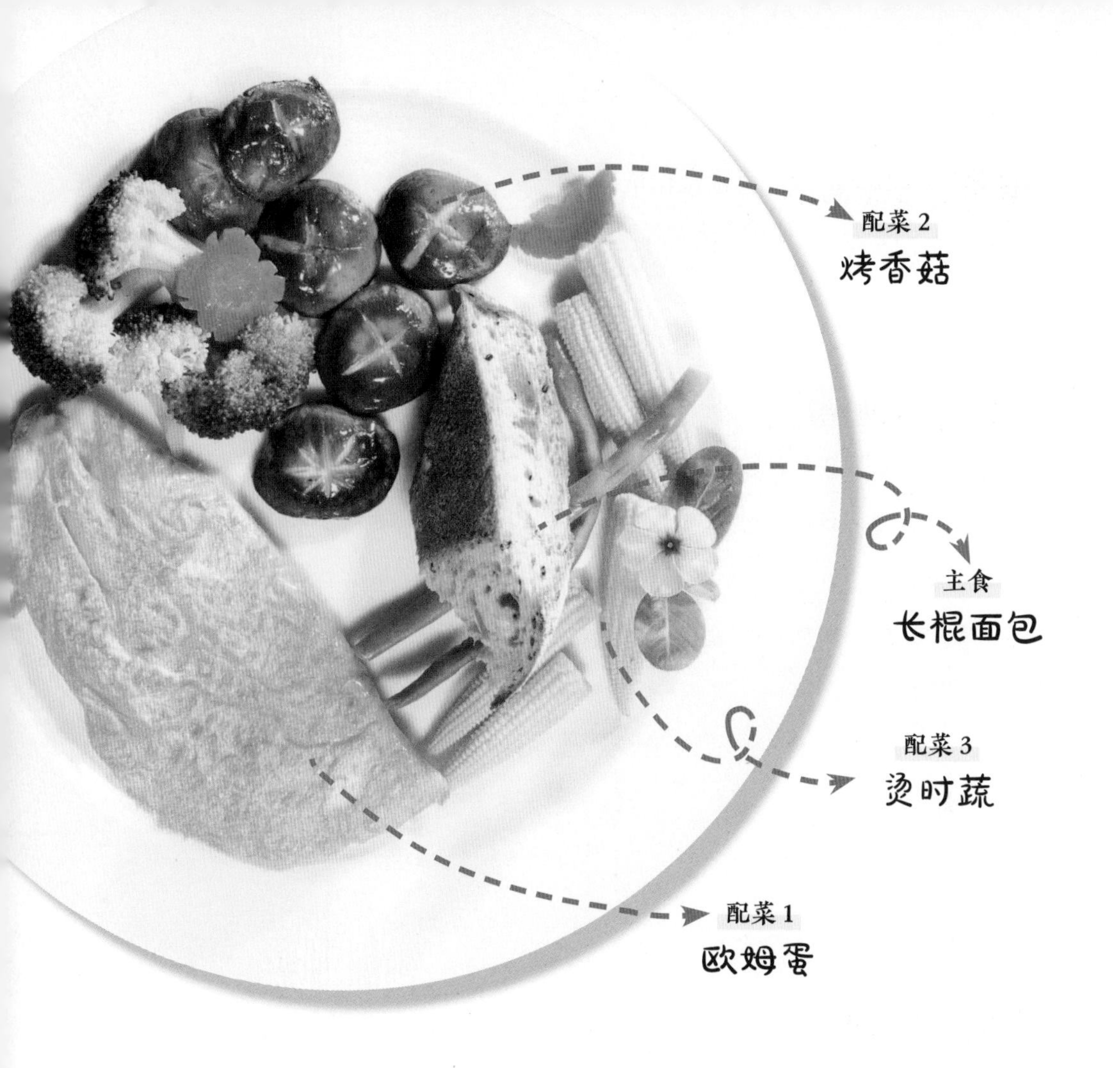

欧姆蛋长棍面包餐盘

热量	蛋白质	脂肪	糖类	膳食纤维	净糖量
692.7 千卡	31.0 克	54.0 克	30.9 克	7.9 克	23.0 克

豆鱼蛋肉类	非豆鱼蛋肉类	非蔬菜糖量	蔬菜糖量
20.9 克	10.1 克	17.2 克	13.7 克

主 食 长棍面包

材 料｜法国长棍面包30克。

配菜1 欧姆蛋

材 料｜鸡蛋3个，鲜奶油50克（可不加）。

调 料｜油2茶匙，盐适量，白胡椒粉少许。

做 法｜

1 鸡蛋打散，放入适量盐、白胡椒粉，搅拌均匀（依个人口味可加入鲜奶油）。

2 锅热后加油，倒入蛋液快速炒至五分熟，再对折成半月形即可。

备注：待蛋液呈湿稠状，关火，慢慢塑形成半月形或橄榄形，再开小火煎1分钟。

配菜2 烤香菇

材 料｜鲜香菇100克（约6朵）。

调 料｜油0.5茶匙，盐适量，黑胡椒粒少许。

做 法｜鲜香菇洗净，划十字，加少许黑胡椒粒、盐、油，烤箱180℃烤8分钟即可。

配菜3 烫时蔬

材　料｜西蓝花、玉米笋各50克，四季豆10克，胡萝卜5克。

调　料｜油1茶匙，盐适量。

做　法｜

1 西蓝花洗净，切小朵；玉米笋、胡萝卜洗净，切小块；四季豆洗净去筋，切小段。

2 所有食材烫熟后，捞起沥干，加入油、盐拌匀即可。

利用电饭锅，可以做出
半熟蛋、溏心蛋、茶叶
蛋等美味的蛋料理。

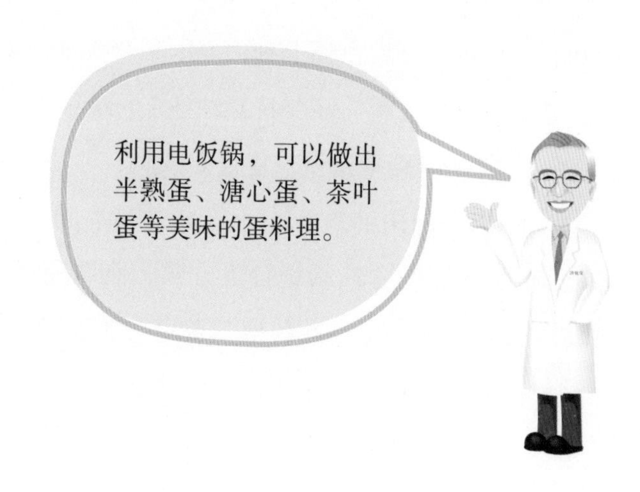

素食

有助控糖减脂吗

近几年针对血糖调整，除了低糖饮食外，被建议采用的还有地中海饮食及高纤饮食。地中海饮食的一餐有蔬菜、水果和全谷。高纤饮食的膳食纤维来自蔬菜、全谷、豆类、水果。其中对平稳血糖贡献最大的是蔬菜，但执行上仍可能导致血糖上升，原因是全谷和水果的糖量摄取过多。

素食或是蔬食者，需要特别注意3个营养状况。

1. 首先是非蔬菜糖量，建议要减少，即使是全谷的饭或面。

2. 除了烹调用油外，小心摄取过多油脂。素食者常吃的大豆制品，100克重量对照肉含油脂量分类方式，脂肪超过10克即为高油脂，还要避免以煎、炸方式烹调。其他如黄豆含脂肪15.7克，千张含13.1克，黑豆干含12.5克，素鸡含10.5克，小三角油豆腐含13.3克，豆皮含11.0克，等等。

3. 对于需要调降体脂肪者，对糖（碳水）及油脂的摄取量也要注意。

以柿子为主要糖类的蔬食餐中，用了145克木棉豆腐加上1个鸡蛋，提供了3份蛋白质。松茸、白玉菇、秀珍菇、香菇、蟹味菇、杏鲍菇、金针菇、猴头菇、海带芽、海带、紫菜、西蓝花、红薯叶、绿芦笋、红苋菜、菠菜、栉瓜、玉米笋，这些蔬食每100克的蛋白质都在2克以上。蔬食者容易蛋白质摄取不足，利用这些蔬菜可以平衡营养需求。

对荤食者而言，将大豆制品纳入蛋白质食物清单，在营养素多样性上可以获取更多，且饱和脂肪摄取量可以减少。大豆制品也常出现在荤食的料

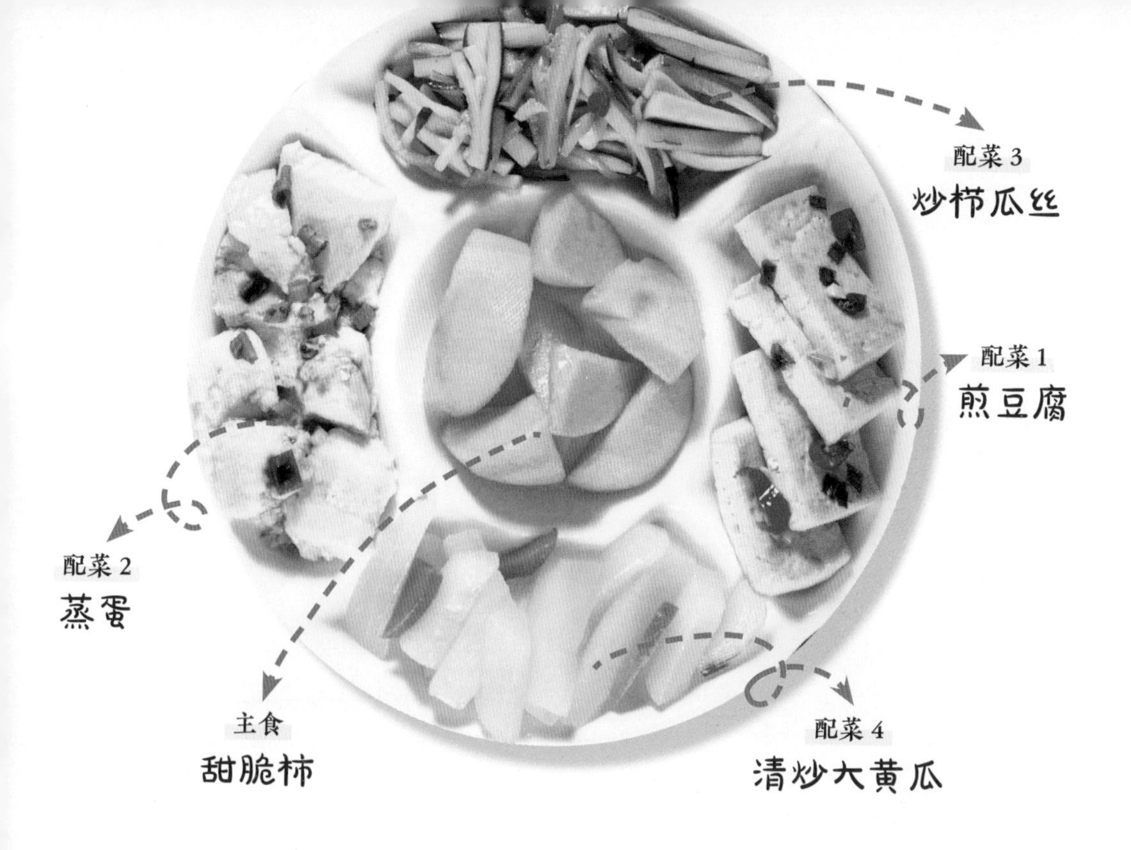

理中，例如鱼虾和豆腐蒸、豆腐丝和小鱼干炒、培根豆皮卷等。在以甜脆柿替代主食的餐盘中，就以煎木棉豆腐及蒸蛋一起搭配，提供3份蛋白质。

柿子蔬食餐盘

热量	蛋白质	脂肪	糖类	膳食纤维	净糖量
564.5 千卡	24.3 克	42.4 克	27.9 克	4.0 克	23.9 克

豆鱼蛋肉类	非豆鱼蛋肉类
19.9 克	4.4 克

非蔬菜糖量	蔬菜糖量
18.4 克	9.5 克

主 食 甜脆柿

材 料｜甜脆柿约100克。

配菜1 煎豆腐

材 料｜木棉豆腐145克。

调 料｜红辣椒末、蒜末各1克，葱花2克，油1汤匙，盐适量。

做 法｜

1 木棉豆腐切块。

2 起油锅，下豆腐，先以大火煎2分钟再转中火；豆腐翻面煎到两面金黄。

3 盛盘，撒上红辣椒末、蒜末、葱花及适量盐调味即可。

配菜2 蒸蛋

材 料｜鸡蛋1个。

调 料｜葱花2克，盐适量，香油1/5茶匙。

做 法｜

1 鸡蛋、水和盐混合均匀，打散成蛋液（鸡蛋和水的比例为1：2）。

2 用筛网将蛋汁过筛，留在筛网上的蛋液不需再倒入。此步可使蒸蛋液更加细腻顺滑，如果不介意者可忽略此步骤。

3 装碗后静置一会儿，让泡沫消除（也可用汤匙直接剔除）。

4 放进蒸锅，锅边放置一根筷子，让锅盖不完全密封、保留一点空隙。放入适量水蒸12分钟。

5 蒸熟后，撒上葱花及香油即可。

配菜3 炒栉瓜丝

材　料｜栉瓜100克。

调　料｜盐适量，红辣椒末2克，蒜末4克，油1.5茶匙。

做　法｜

1 栉瓜洗净，切丝。

2 热锅加油爆香蒜末、红辣椒末，加入栉瓜丝炒至八分熟后，加入盐调味炒熟即可。

配菜4 清炒大黄瓜

材　料｜大黄瓜100克，胡萝卜2克。

调　料｜蒜末4克，油1.5茶匙，盐适量。

做　法｜

1 大黄瓜洗净，切条；胡萝卜切丝。

2 热锅加油爆香蒜末、胡萝卜丝，放入大黄瓜条炒至八分熟后，加入盐调味炒熟即可。

蔬食者容易蛋白质摄取不足，利用菇类、海带芽、玉米笋等蔬菜，可以平衡营养需求。

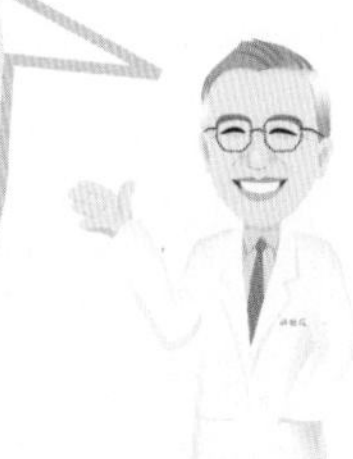

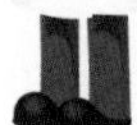

西式餐饮也能不“爆糖”

西式餐点出现糖类的概率很高，可能不仅要估算一种糖类。餐前通常会有面包，接着的主餐大多是碳水为主的炖饭、意大利面、面疙瘩、千层面等；所附的汤品常见的有奶油玉米、洋葱、蘑菇浓汤，基本上也接近一份糖量；加上主餐的配菜可能会有芋泥、薯条、玉米等糖类，还有餐后甜点等，一整餐下来如果照单全收，很难不“爆糖”。建议外食点餐时多留意菜单中的糖类（碳水）、蔬菜、蛋白质的搭配，对超出意料的糖类，可以选择浅尝、分享或是打包。

薯饼、薯泥、薯条常出现在西式料理。1个三角薯饼、半份小薯条或是1/3中份薯条约一份糖，肯德基1串烤玉米约一份糖。比萨从小到大可分切成4、6、10片，饼皮分成薄、厚、芝心，小薄片分切4片后一片约12克碳水、厚片约19克，芝心约21克；中型分切6片，一片薄、厚、芝心分别为18、22、28克碳水；最大的比萨切成10片，每片则分别为20、28、26克碳水。

这道以小牛角面包当主食淀粉的早餐，搭配了近4份蛋白质，分别来自火腿、香肠和蛋，蔬菜有150克，加上1杯意式咖啡。一份糖的面包相当于1片薄（去边）的白吐司或全麦吐司，1片松饼，半片（去边）厚片吐司或生吐司，半个牛角面包或佛卡夏面包，1/4个菠萝面包、肉桂卷或贝果。如果是速食的话，一份糖量大约是半个三明治或汉堡，1/3个6寸

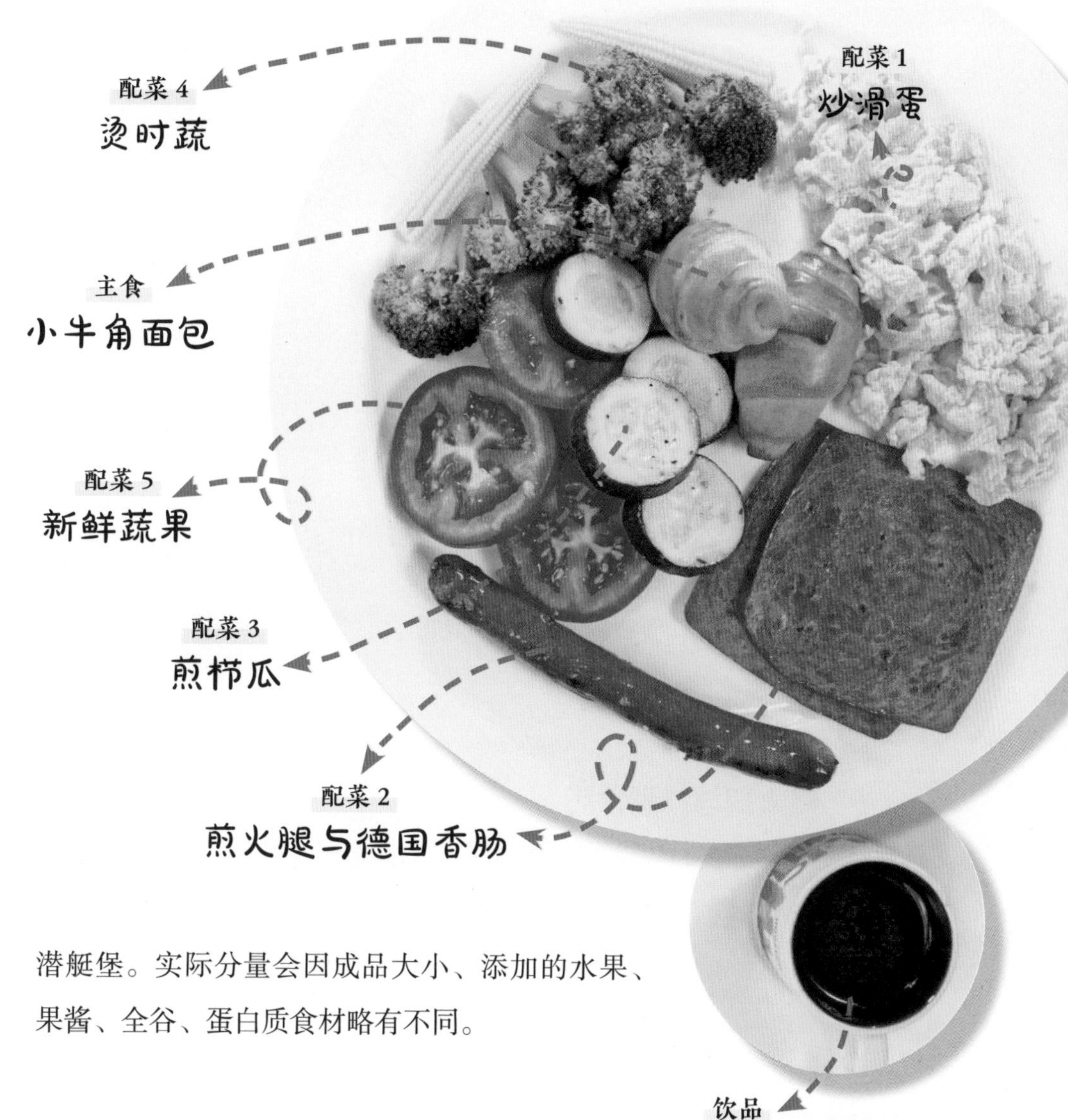

潜艇堡。实际分量会因成品大小、添加的水果、果酱、全谷、蛋白质食材略有不同。

小牛角面包餐盘

热量	蛋白质	脂肪	糖类	膳食纤维	净糖量
557.0 千卡	32.8 克	36.5 克	28.1 克	3.4 克	24.7 克

豆鱼蛋肉类	非豆鱼蛋肉类	非蔬菜糖量	蔬菜糖量
26.9 克	5.9 克	22.2 克	5.9 克

主 食 小牛角面包

材　料 | 小牛角面包30克。

配菜1 炒滑蛋

材　料 | 鸡蛋2个。

调　料 | 油1茶匙，盐适量，白胡椒粉。

做　法 |

1 鸡蛋打散，加入适量盐与白胡椒粉调味。

2 热锅倒油，倒入蛋液快速炒至八分熟即可。

配菜2 煎火腿与德国香肠

材　料 | 火腿肉片2片（约40克），德国香肠1根（约40克）。

调　料 | 油1茶匙。

做　法 | 热锅倒入油，将火腿肉片、德国香肠煎熟即可。

配菜3 煎栉瓜

材　料 | 栉瓜30克。

调　料 | 油0.5茶匙，盐适量，黑胡椒粒少许。

做　法 |

1 栉瓜洗净，切成0.5厘米左右备用。

2 热油锅，小火慢煎栉瓜片至微焦后翻面。

3 两面都上色后，撒上盐、黑胡椒粒即可。

配菜 4 烫时蔬

材　料｜西蓝花50克，玉米笋20克。

调　料｜油0.5茶匙，盐适量。

做　法｜

1 西蓝花洗净、切小朵，玉米笋洗净、切小块。

2 所有食材烫熟后，捞起沥干，加入油、盐拌匀即可。

配菜 5 新鲜蔬果

材　料｜番茄50克。

做　法｜洗净切成片状即可。

饮 品

无糖意式咖啡1杯。

西式餐点出现糖类的概率很高，点餐时多留意菜单中的糖类（碳水）、蔬菜、蛋白质的搭配，对超出的糖类可以选择浅尝、分享或是打包。

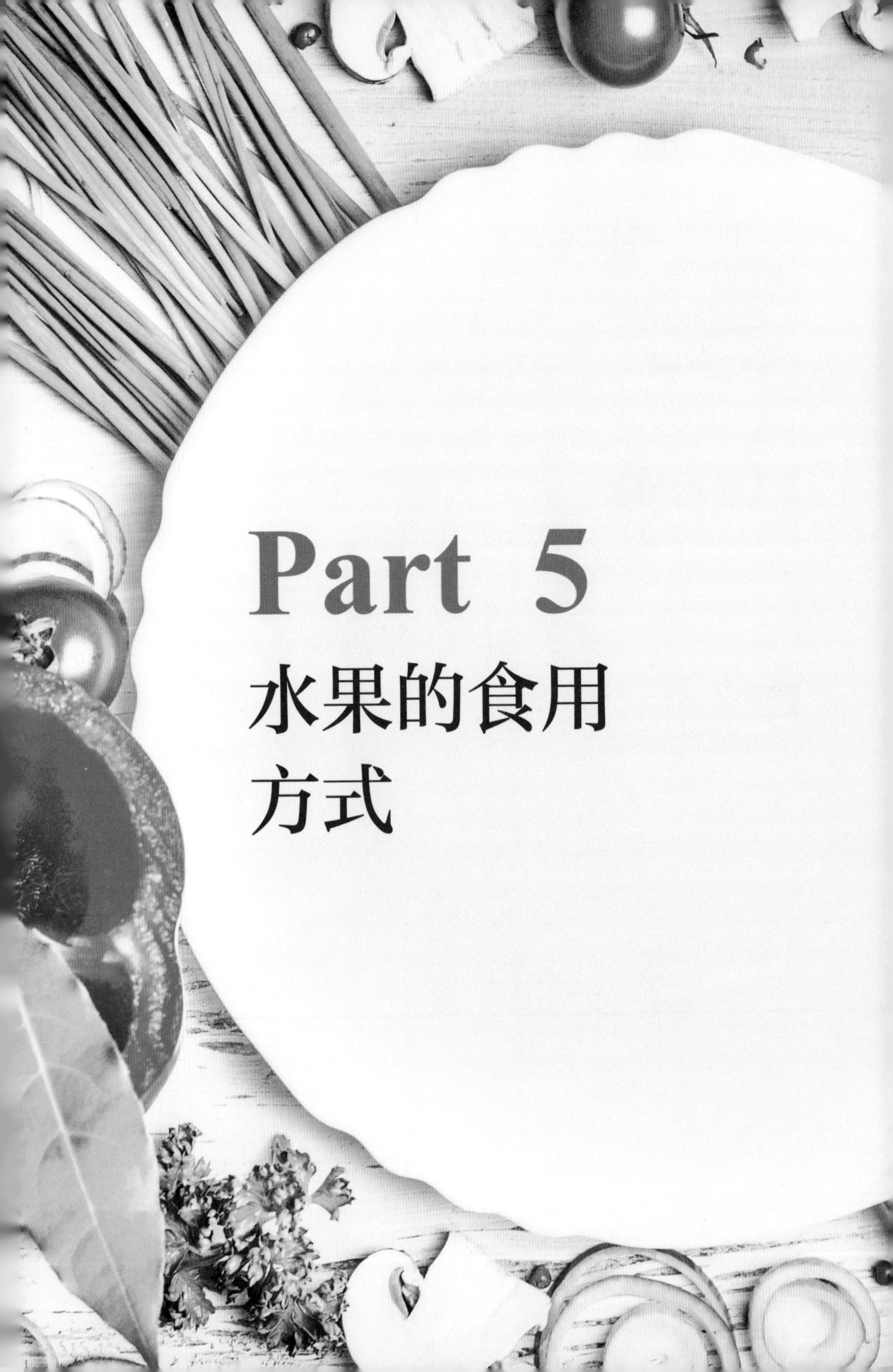

Part 5 水果的食用方式

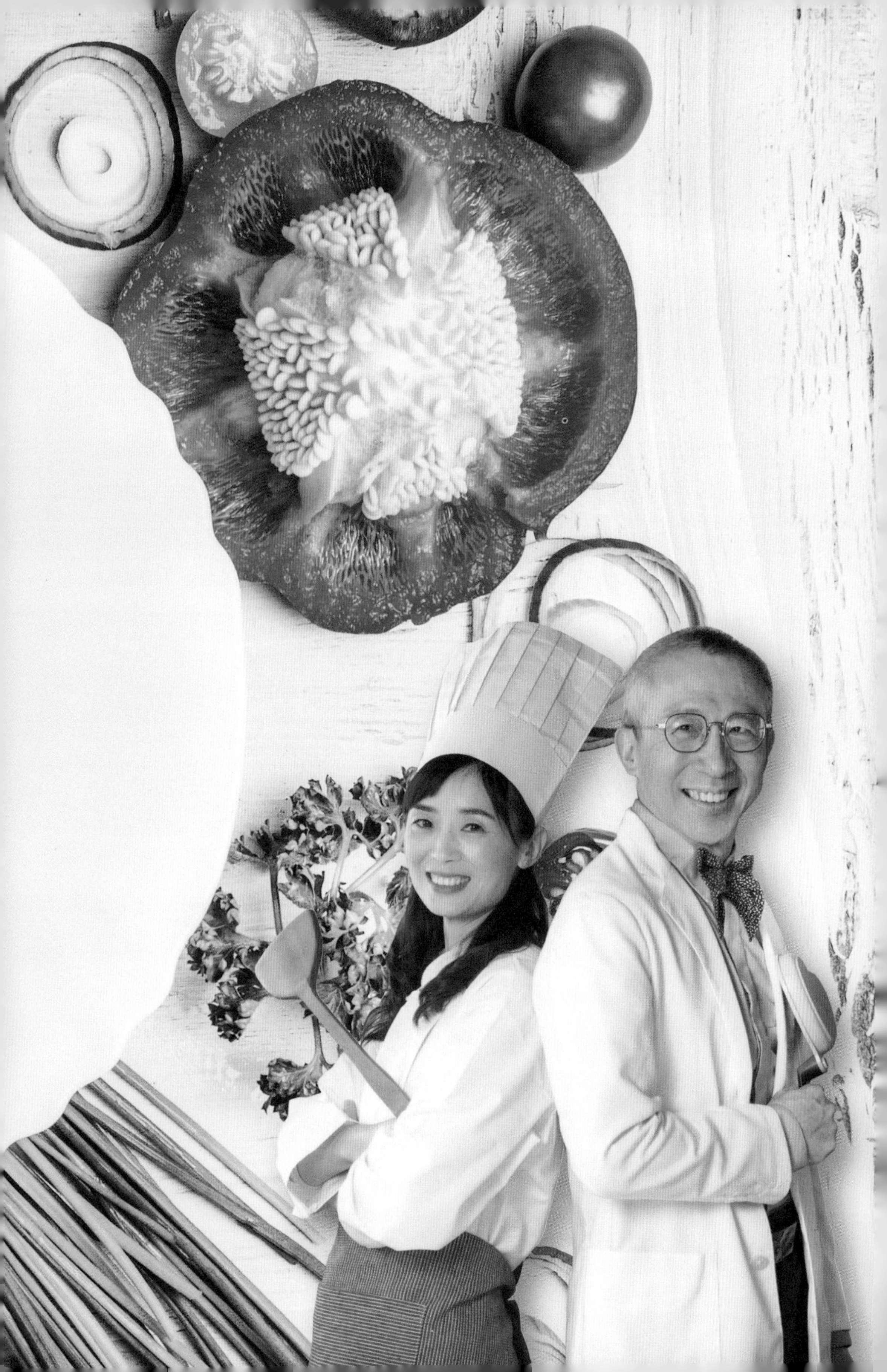

水果的含糖量与甜味，不能和血糖画等号

在六大类食物中，水果是单独归类，虽然其碳水量、含糖量，以及膳食纤维、维生素等的种类及含量，和全谷根茎不同，但一样属于含糖食物。

水果的重量包含水分，如100克木瓜含水分89克，一份糖的重量比主食多。但水果碳水含量高时，一份糖的重量就会相对少，像榴梿是50克，且含高比例的蔗糖，虽然可食一份糖重量和熟面相近，但血糖上升更明显。

要掌握一份糖水果对血糖的影响，会比主食类更困难。首先，水果的碳水量参考值是采样的平均值，而且大家一定有同一种水果"甜度"却有所差异的经验，因为品种、产地、气候、熟度都会造成影响。

糖度指的是每100克水溶解的蔗糖克数。一般鲜食的甘蔗是20度，制糖甘蔗24度，但这个数字既不是在实验室做分析得出的，也不是从营养成分的碳水或糖质总量计算而来的，而是通过折射仪，测量的是溶液的浓度，包括糖、有机酸、矿物质、其他溶于水的物质，只是对照值。木瓜的糖度在12度以上，和芒果一样，比菠萝低。

水果含有多种维生素，不同水果所含的维生素也不一样，但不要为了补充维生素C而吃过量的水果。"视黄醇当量"是用来表示维生素A的剂量单位，木瓜所含有的维生素A、维生素C及叶酸，在水果类中算是多的。

在我自己测试半份糖水果记录中，血糖最高增量超过1.7毫摩/升的水果见下页表。

水果	半份糖重量	血糖最高增量（毫摩/升）
软柿	45克	1.7
苹果	50克	1.8
红心李	75克	1.8
释迦果	29克	1.9
百香果（西番莲）	71克	2.0
枇杷	77克	2.2
木瓜	76克	2.2
蜜枣	66克	2.3
桑椹	108克	2.7
菠萝	58克	2.8
西瓜	93克	3.1

木瓜 一份糖可食重量：150克，未处理200克（废弃率24.9%）

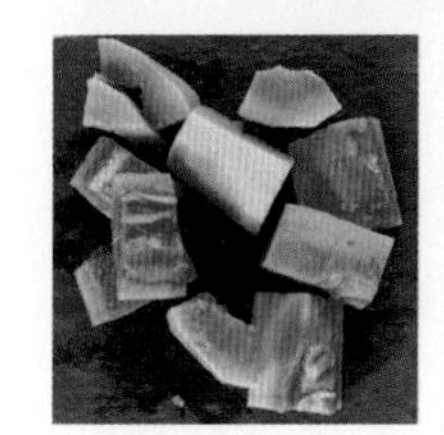

热量	糖类	蛋白质	脂肪	膳食纤维
54.0 千卡	14.9 克	0.9 克	0.1 克	2.1 克
视黄醇当量	**叶酸**	**维生素C**	**钾**	**铁**
99.0 微克	71.0 微克	87.5 毫克	279.0 毫克	0.5 毫克

木瓜所含有的胡萝卜素、维生素C及叶酸在水果类中算多的。半份糖重量约76克。

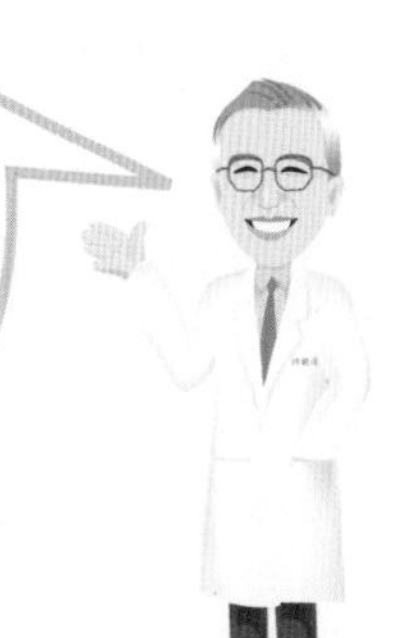

水果该在什么时间吃

进行水果测试时，为了避免其他含糖食物的干扰，我会在早上10点开始，在吃完早餐后的3小时测试。我只选择半份糖量测试，因为水果含糖，一份糖是取代正餐的糖量。一般来说，碳水只要5克，就会使血糖上升，因此只取半份糖做测试。

在实际指导患者运用时，我会建议如下：

1. 避免将水果挪到点心时间，应与正餐同吃。一天最多2次，一次半份糖量；

2. 对有控制血糖需要的人要尽量避免含糖点心，才能使每个正餐前的血糖恢复到较理想状态，记得水果是含糖食物；

3. 如果正餐一份糖主食再加上半份糖水果，只要留意高升糖指数水果需再略减量，通常仍可以维持餐后血糖在目标范围；

4. 水果在餐后接着吃，会和正餐食物一起消化吸收，与单独在点心时间吃水果相比，前者的血糖增量较小。

巨峰葡萄100克含碳水16.6克，维生素的含量比木瓜少很多。我进行葡萄测试是在2月，此时的葡萄酸度较明显，甜度并不是糖度最高的4～6月，半份糖46克增量是1.2毫摩/升。

其他水果测试结果介于0.9～1.7毫摩/升的见下页表。

水果	半份糖重量	血糖最高增量（毫摩/升）
无花果	40克	0.9
小番茄	112克	1.1
沃柑	65克	1.2
葡萄	46克	1.2
猕猴桃	50克	1.3
草莓	81克	1.4
樱桃	42克	1.4
蓝莓	108克	1.5
莲雾	85克	1.5
芒果	68克	1.5
荔枝	45克	1.6

绿葡萄（金香葡萄）一份糖可食重量：95克（废弃率0%）

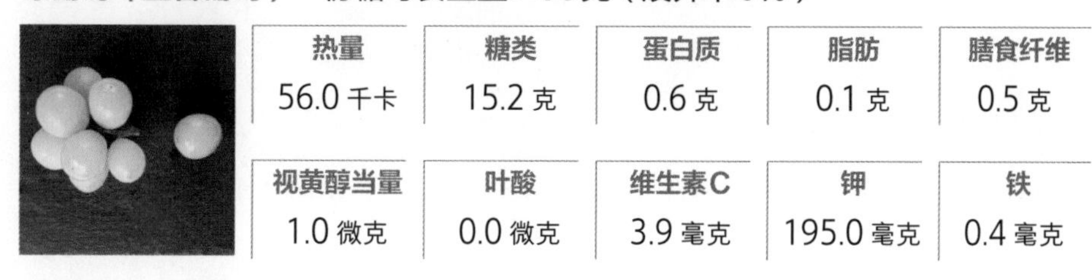

热量	糖类	蛋白质	脂肪	膳食纤维
56.0 千卡	15.2 克	0.6 克	0.1 克	0.5 克
视黄醇当量	**叶酸**	**维生素C**	**钾**	**铁**
1.0 微克	0.0 微克	3.9 毫克	195.0 毫克	0.4 毫克

巨峰葡萄　一份糖可食重量：90克（废弃率0%）

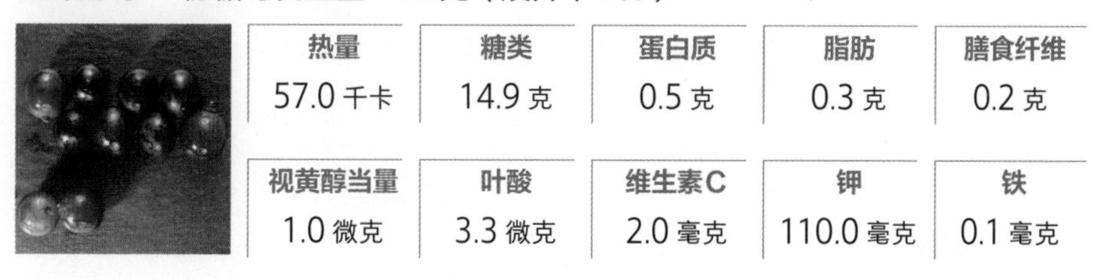

热量	糖类	蛋白质	脂肪	膳食纤维
57.0 千卡	14.9 克	0.5 克	0.3 克	0.2 克
视黄醇当量	**叶酸**	**维生素C**	**钾**	**铁**
1.0 微克	3.3 微克	2.0 毫克	110.0 毫克	0.1 毫克

享用半份糖的综合水果

柿子的品种很多，甜脆柿和软柿的糖量和营养素不同，软柿一份糖的可食重量略少，但膳食纤维更丰富，软柿较不容易分切及保存。

我的习惯是将每种水果分成小分量，大多数能切片或块的水果都分切，包括猕猴桃也是切片。切片大约是小指宽，切块约拇指大；带皮有果瓣的水果如橘子，剥皮后会先分瓣；整串的水果如葡萄，就连着蒂头分粒。

半份糖水果可食用重量差异很大，不称重、用一般饭碗估量的话，西瓜和小番茄约半碗，其他水果不超过1/3碗。切片、切块、小粒的不同水果，可以搭配挑选，一起放入碗里，目测量在半碗以下，是个替代称重的简易方式。

切片、条、小块也是果干的做法，柿饼基本上是果干，但保留完整的水果大小，100克柿饼含净糖39.6克，一份糖称重约38克。所有水果制成果干，在脱水后，浮糖量会大大增加。随着烘焙技术及设备的进步，不加糖的果干产品越来越多。果干中100克的菠萝含碳水81克、芒果含79克、火龙果含74克、杏桃含63克、无花果含53克；而加糖的果干，碳水量都会超过80克。果干的整体营养价值不如水果，不建议作为水果的替代，浅尝辄止即可。

甜脆柿（平均值）一份糖可食重量：100克，未处理120克（废弃率16.5%）

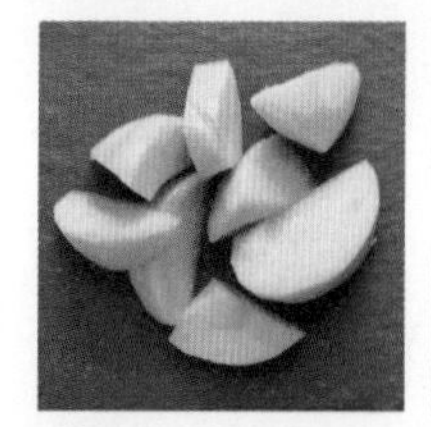

热量	糖类	蛋白质	脂肪	膳食纤维
55.0千卡	15.2克	0.5克	0.2克	1.2克

视黄醇当量	叶酸	维生素C	钾	铁
64.0微克	0.0微克	44.8毫克	131.0毫克	0.4毫克

软柿（四周柿）一份糖可食重量：85克，未处理90克（废弃率5.7%）

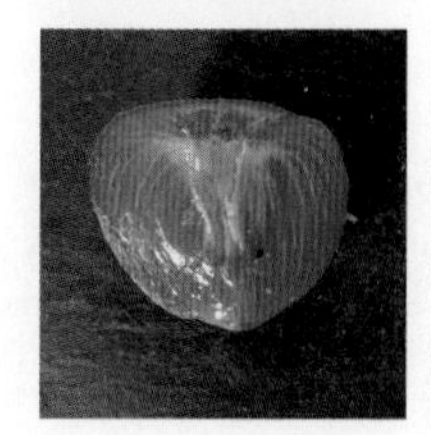

热量	糖类	蛋白质	脂肪	膳食纤维
50.0千卡	15.0克	0.4克	0.1克	3.7克

视黄醇当量	叶酸	维生素C	钾	铁
99.0微克	0.0微克	9.0毫克	167.0毫克	0.3毫克

将每种水果分成小分量，再放入碗里，目测量在半碗以下，就能一次享用多样化的半份糖水果。

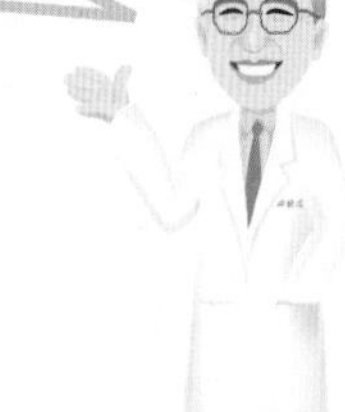

香蕉和其他钾含量高的水果

钾、钠是人体主要的电解质，前者主要在细胞内，后者在细胞外。榴梿、释迦果、水蜜桃、香蕉、猕猴桃、桂圆、香瓜、哈密瓜、李子、火龙果、荔枝都是高钾食物。

就一般人而言，并无限制钾摄取的必要，世界卫生组织的建议为每日3500毫克，台湾地区推荐的摄取量相对低，男性约3000毫克、女性约2500毫克。足量摄取钾的建议主要针对高血压，因此才有市售的低钠（高钾）盐，但钾离子在蔬菜中含量很丰富，若仅通过水果摄取，反而会带来糖量超标的问题。

当肾功能中重度不良时，为了预防钾离子过高，须改为低钾饮食，一天控制总量1600毫克以下。这时维持一天2次半份糖水果，即使是高钾水果，钾离子仍可控，不会过量摄取。

半份糖的香蕉是35克，含皮的话约48克，不到半根，我测试的血糖增量是0.8毫摩/升，和番石榴一样，属于血糖上升较少的。芭蕉含糖量比香蕉少，100克净糖量30.3克，半份糖是50克。香蕉常出现在马拉松的补给站，一根的补充量有1~1.5份糖，也有足量的钾离子，补充碳水是为了延续继续运动的能量，对兼顾控糖需求者，每次补充量建议以一份糖为上限。

香蕉 一份糖可食重量70克，未处理110克（废弃率35.5%）

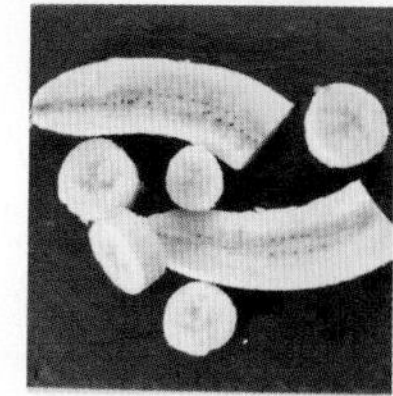

热量	糖类	蛋白质	脂肪	膳食纤维
57.0千卡	15.5克	1.1克	0.1克	1.1克

视黄醇当量	叶酸	维生素C	钾	铁
0.0微克	11.0微克	7.5毫克	258.0毫克	0.3毫克

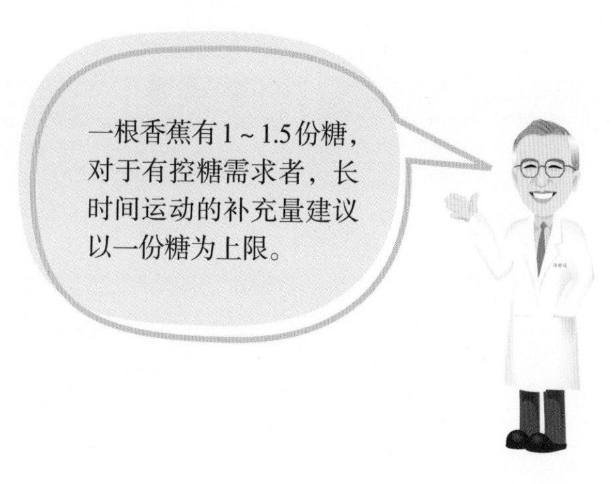

不易升糖的水果

坊间有一说，番石榴可以降血糖，通常指的是未熟的番石榴或是番石榴叶。这些在动物实验观察到的血糖改变，在人体并无效，但至少番石榴的升糖指数是较低的。经过测试，介于1.1毫摩/升以下的水果见下表。

水果	半份糖重量	血糖最高增量（毫摩/升）
柠檬（取汁）	110克	0.1
红心番石榴	70克	0.6
雪梨	68克	0.8
泰国番石榴	75克	0.9

一般会认为果糖升糖指数比一般的糖来得低（升糖指数25），所以可以放心食用。事实上，水果中的糖来自不同糖的组合，包括果糖，以及升糖指数高的葡萄糖（升糖指数100）及蔗糖（升糖指数65）。这些糖在不同水果中的占比不尽相同，因此食用水果时应以净糖量为主。

100克红心番石榴的净糖量是6.8克，只比归在蔬菜的胡萝卜净糖多1.0克。不同品种的番石榴净糖量相近。100克雪梨净糖量10.0克。

升糖最少的柠檬汁，一份糖柠檬汁220克，含钾270毫克、维生素C 89.8毫克。大家将有酸度的水果和维生素C含量画上等号，其实不然。酸度是来自有机酸含量，例如柠檬酸、苹果酸、琥珀酸、醋酸等。一份糖量番石榴有206毫克、小番茄110毫克、柚子92毫克、猕猴桃90.1毫克，这些不酸的水果，维生素C含量可能比柠檬还多。

番石榴（平均值）一份糖可食重量：150克，未处理180克（废弃率16.8%）

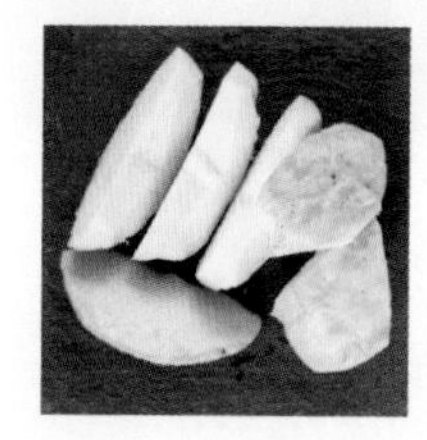

热量	糖类	蛋白质	脂肪	膳食纤维
50.0千卡	14.7克	1.1克	0.1克	5.0克

视黄醇当量	叶酸	维生素C	钾	铁
0.0微克	83.4微克	206.8毫克	219.0毫克	0.3毫克

大家会将有酸度的水果和维生素C含量画上等号，其实小番茄、柚子、番石榴这些不酸的水果，维生素C含量也很高。

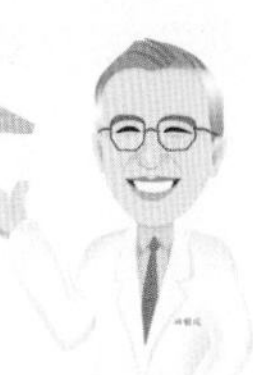

真的有对糖尿病有益的水果吗

在一篇文章标题为《对糖尿病有益的八种水果》中，提到了猕猴桃、蓝莓、樱桃、桃子、杏桃、苹果、橘子、巴梨。文章提出的论点，所谓的“有益”，都是谈维生素、膳食纤维、钾等，但这些营养素也可由蔬菜提供，而且这些水果的热量也会比未加油烹煮的蔬菜高，血糖上升的影响也更明显。

“蔬”与“果”在营养素方面虽有不同，但同样拥有丰富的维生素。例如，维生素C的每日最低建议量，13岁以上为100毫克，但并不是只有水果才能提供，蔬菜的含量也很丰富，包括香椿、小米椒、彩椒、西蓝花、苦瓜、芥蓝、豌豆、圆白菜、菠菜、小松菜等。蔬菜受热的烹煮时间虽会影响维生素C量（5分钟约保留九成、15分钟六成、30分钟四成），但以低糖饮食搭配的蔬菜量，加上一天2次半份糖水果，并不用担心维生素C不足。

100克的猕猴桃含糖15克，过去有针对20位非糖尿病患者的研究，得到的结论是血糖上升约等同于6.6克葡萄糖。在我的测试中，半份糖的猕猴桃，血糖在30分钟达到最高增量1.3毫摩/升。

猕猴桃 一份糖可食重量：100克，未处理120克（废弃率17.2%）

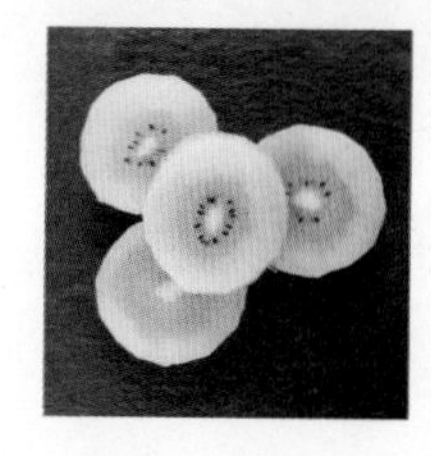

热量	糖类	蛋白质	脂肪	膳食纤维
57.0 千卡	15.0 克	0.8 克	0.3 克	1.4 克

视黄醇当量	叶酸	维生素C	钾	铁
7.0 微克	0.0 微克	90.1 毫克	252.0 毫克	0.2 毫克

一天2次半份糖水果，
加上蔬菜，不用担心
维生素C摄取不足。

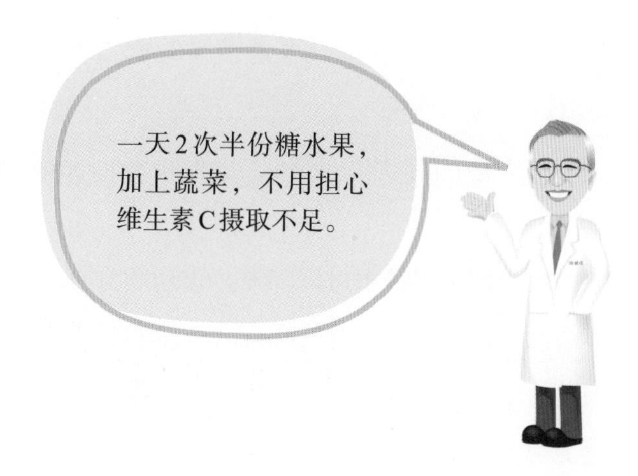

番茄，是可以多吃一点的食物

小番茄的胡萝卜素、膳食纤维及钾都很丰富。半份糖水果可以装到半碗的种类并不多，小番茄是其中之一，我测试的血糖最高增量是1.1毫摩/升。

小番茄的种类很多，这些小番茄的糖量差不多，100克净糖量约5.4克。

从净糖量比较中可以知道，番茄和小番茄的差距并不大，小番茄的胡萝卜素和维生素C含量比番茄多，二者都可以生吃或入菜。小番茄算是常入菜的水果，例如醋渍、油渍、烤、炒、煮等，但以维生素的角度看，小番茄当水果吃，可以摄取更多营养素。

半份糖量的小番茄有110克，但小番茄果干就只有11克。而番茄汁是用番茄制作，100%番茄汁半份糖量约234毫升。

小番茄 一份糖可食重量：220克，未处理222克（废弃率0.7%）

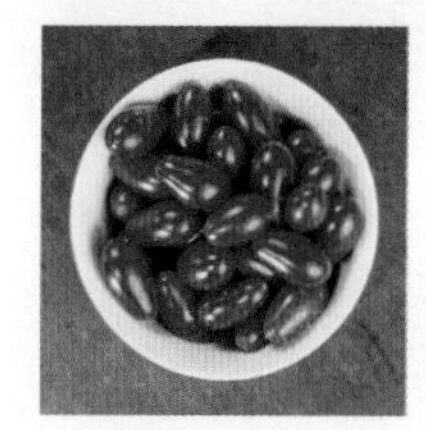

热量	糖类	蛋白质	脂肪	膳食纤维
68.0 千卡	15.2 克	2.4 克	1.1 克	3.3 克

视黄醇当量	叶酸	维生素C	钾	铁
1342.0 微克	0.0 微克	109.8 毫克	440.0 毫克	1.1 毫克

番茄和小番茄的净糖量差距很少，二者都可以生吃或是入菜。

红瓤西瓜、黄瓤西瓜，哪个好

红瓤西瓜与黄瓤西瓜比较，二者胡萝卜素、叶酸、维生素C、钾的含量，红瓤略高于黄瓤。西瓜升糖指数也反映在我的测试中，血糖最高增量3.1毫摩/升。

西瓜除了切片、块外，榨汁也很常见。水果鲜榨或现吃在营养素上差异不大，半份糖不加糖的果汁相当于：

· 浓缩苹果汁17毫升（稀释使用）

· 鲜榨苹果汁55毫升

· 芒果汁61毫升

· 还原苹果汁62～68毫升

· 鲜榨菠萝汁66毫升

· 鲜榨柳橙汁71毫升

· 还原柳橙汁72毫升

· 鲜榨西瓜汁88毫升

· 柠檬汁138毫升

· 椰汁153毫升

非鲜榨果汁，除了营养素减少外，更要注意添加糖，它使糖量更高，对血糖影响会更明显。此外，蔬果汁中有水果，半份糖的蔬果汁毫升数在80～200，具体取决于水果添加量，一般会综合不同水果，例如香蕉、菠萝、苹果、百香果、西瓜、苹果、猕猴桃等。这些水果可以合计重量估50克以下，这样的配方加上蔬菜后，总糖量较能控制在一份糖。

西瓜（平均值）一份糖可食重量：190克，未处理340克（废弃率43.7%）

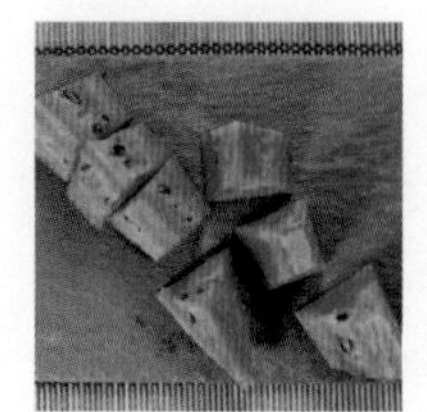

热量	糖类	蛋白质	脂肪	膳食纤维
61.0 千卡	15.2 克	1.5 克	0.2 克	0.6 克

视黄醇当量	叶酸	维生素C	钾	铁
131.0 微克	9.7 微克	12.9 毫克	230.0 毫克	0.4 毫克

非鲜榨果汁，常有添加的糖，尽量避免。自制蔬果汁，上限是半份糖水果。

吃柚子要注意的用药事项

每年到了中秋节前，就会看到柚子和药物提醒事项的报道。柚子是季节性水果，存放期较长，在9~11月间是大多数家庭比较常吃的水果种类。柚子含膳食纤维、维生素C、钾。半份糖柚子90克，视大小1.5~2瓣，放入碗里约1/3。和柚子同家族的葡萄柚，半份糖也是90克，1/3到半个的分量。

从品种来看，柚子和宽皮橘杂交即为橙，柚子和香橼杂交为青柠，橙和青柠杂交为柠檬，柚子和橙杂交是葡萄柚，宽皮橘和橙杂交是柑橘。柑橘这个家族皆含有呋喃香豆素，其中柚子和葡萄柚含量较高，这个成分会抑制小肠及肝脏中的代谢酶CYP 3A4，某些降压药、降脂药、抗心律不齐药、免疫抑制剂等由该酶代谢，可能导致药物血中浓度升高，而增加发生不良反应的概率，影响可长达数小时甚至两三天，因此需注意摄取的量及频率。

对于吃多少柚类水果会引发因药物浓度改变而产生的不良反应，并没有明确的研究。柚类水果半份糖以内，两次间隔3天以上，这样的摄取量及频率是相对安全的。或是运用多种水果组合成半份糖总量，也能将每次摄取柚类的量再降低。

柚子 一份糖可食重量：180克，未处理310克（废弃率41.4%）

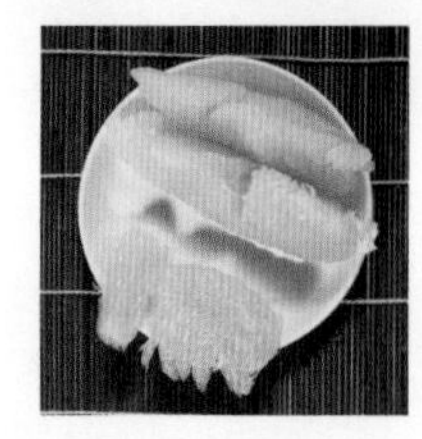

热量	糖类	蛋白质	脂肪	膳食纤维
56.0 千卡	15.1 克	1.3 克	0.2 克	2.3 克

视黄醇当量	叶酸	维生素C	钾	铁
0.0 微克	0.0 微克	92.0 毫克	238.0 毫克	0.4 毫克

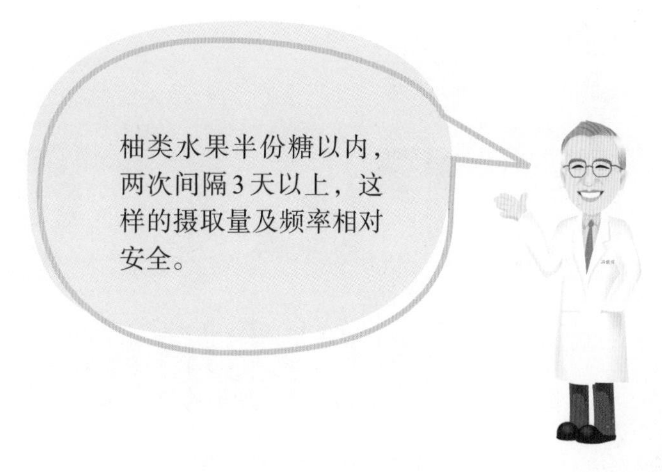

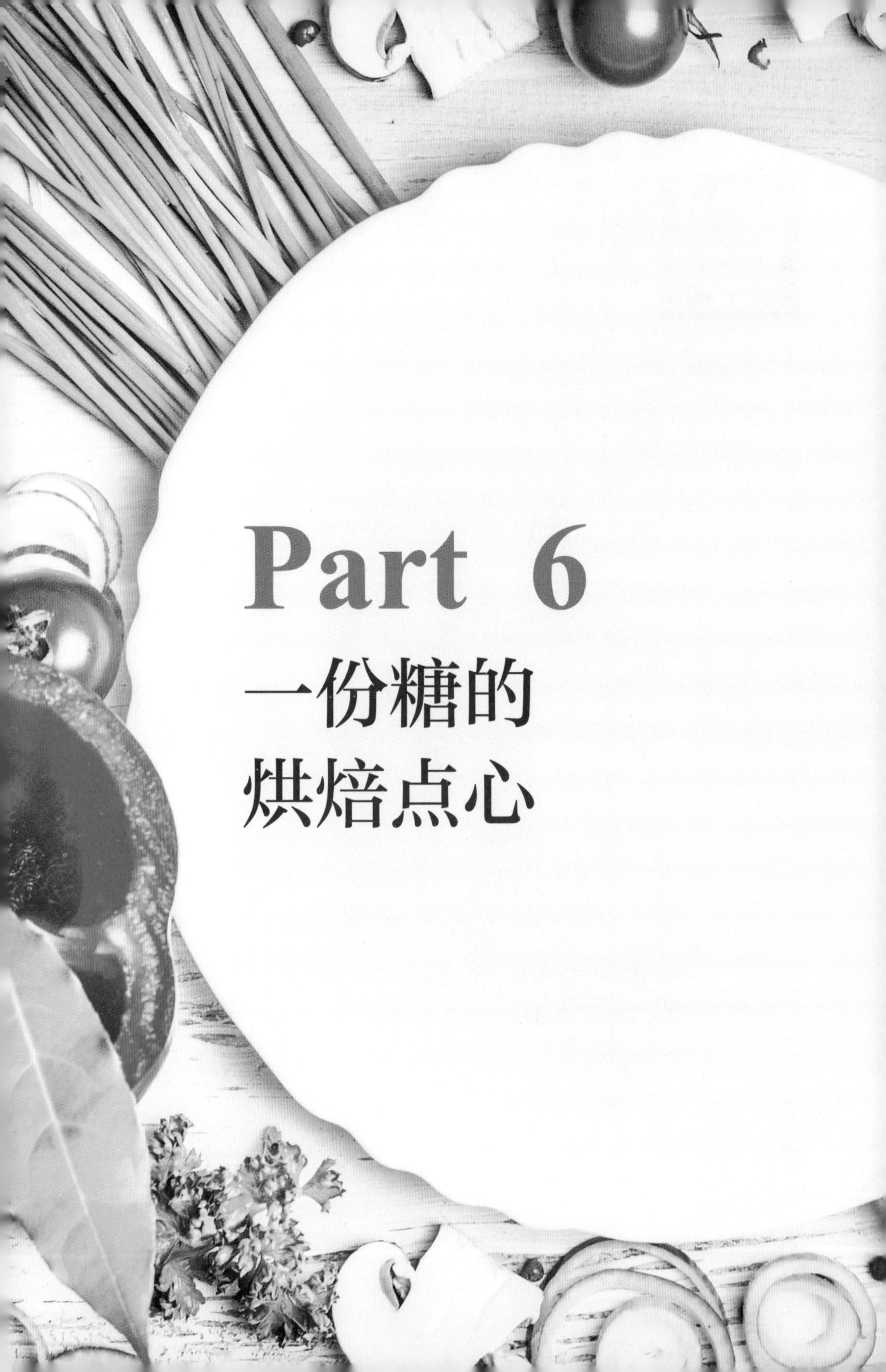

Part 6

一份糖的烘焙点心

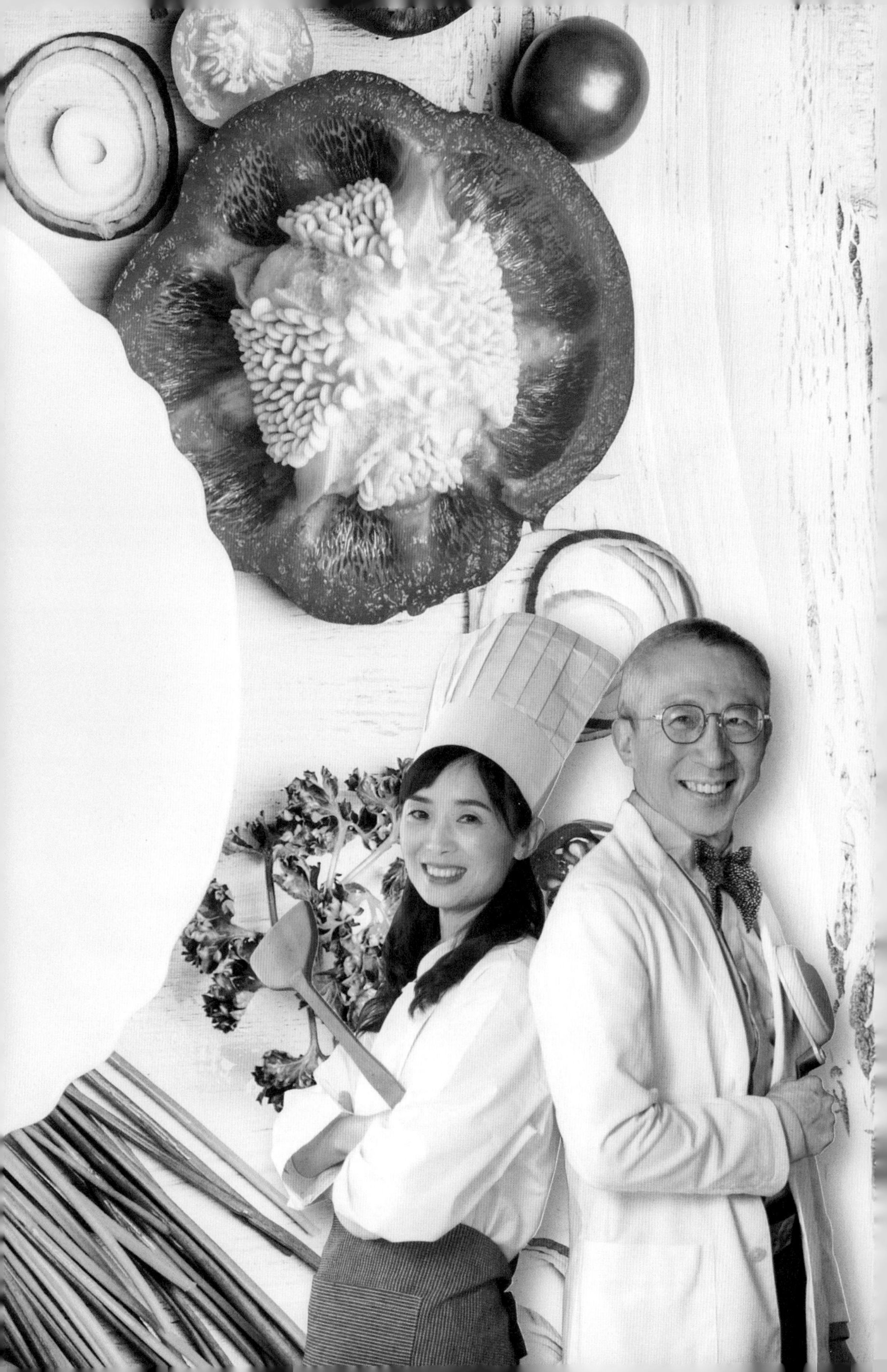

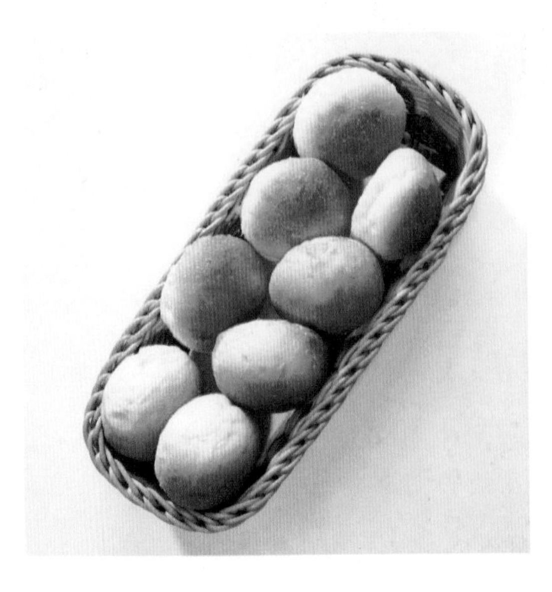

奶油小餐包

一份糖为 1 个，
每个重量 32 克

小餐包是很普遍的面包，市售的小餐包种类很多，也有添加杂粮、全谷、奶酪、核桃、豆渣、葡萄干、奶油等不同配料的产品，一个的糖量1.5 ~ 2份。在设计一份糖小餐包时，主厨的出发点就是希望让它成为主食糖类，可以和餐盘的蛋白质食物、蔬菜、饮品一起搭配。毕竟无法将所有食物塞进餐包中。

奶油小餐包制作较为简单，可以作为烘焙新手的入门练习。制作烘焙品，“秤”是不可或缺的工具，每一项备料都要先依据配方称重。如果想调整成品分量，配方材料就要跟着等比例改变。搅拌面团是件费力的事，难怪面包师傅的手劲都很大。不过当制作大分量面团时，需要用搅拌器，更方便省力。

不同面包的发酵时间不一，发酵时间和温度、湿度有关。将面团静置发酵约60分钟，可发到2倍大。撒点面粉后手指戳进面团5厘米深再提起，凹洞缓慢回弹，表面留有戳口痕迹，就是发酵完成、可以进行烘焙的状态；很快回弹，需要再发一会儿；没有回弹，即为发酵过度。

基本发酵完成后，要分切成11块，可用尺量加上称重，让每一个分切的小面团重量相近，滚圆后盖上发酵布，进行中间发酵15分钟。掀开盖布后，再次滚圆，放在烤盘上，第三次发酵完成后，就可静候烤箱出炉的成品。

即使没有自己烘焙的打算，仍可以想象工作台面上，有秤、尺、定时器。秤、计时是食物制备的量化步骤，食物入口后血糖随时间变化也是同样的原则，把控糖量，就能达到预期血糖反应。

材　料｜

A		B		C	
高筋面粉	200克	无盐奶油	25克	有盐奶油	适量
干酵母	3克			蛋黄液	适量
砂糖	25克				
盐	3克				
温水	100克				
奶粉	5克				
鸡蛋	30克				

做 法|

1 将A材料混合搅拌成团，且可扩展状态。

2 再加入B材料的奶油，搅拌至有薄膜。

3 静置，发酵约60分钟。

4 将面团分割成11个，每个约重32克，滚圆整形。

5 盖上发酵布，进行中间发酵15分钟。

6 再次滚圆后放到烤盘上至最后发酵，静置40~50分钟。

7 烤箱上下火预热180℃。

备注：烤箱温度约略不同，要注意自家烤箱温度。

8 在面团上涂抹蛋黄液，旁边加上有盐奶油可令面包更香，放入烤箱烤焙12~15分钟。

备注：装饰有盐奶油勿过多，以免面包底部过油。

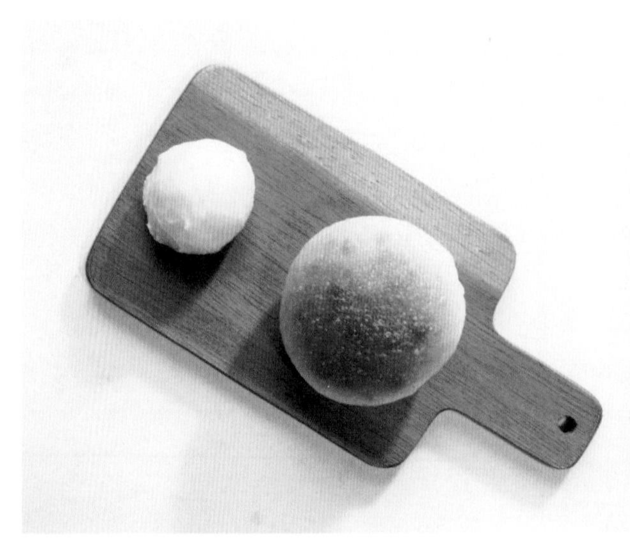

营养标示

（成品共11个，每个重量32克）

	每个
热量	93.4千卡
蛋白质	2.8克
脂肪	2.4克
饱和脂肪	1.5克
反式脂肪	0.1克
碳水化合物	15.1克
糖	2.8克
纤维	0.0克
钠	2.3毫克
钙	0.1毫克

◆烘烤前、烘烤后

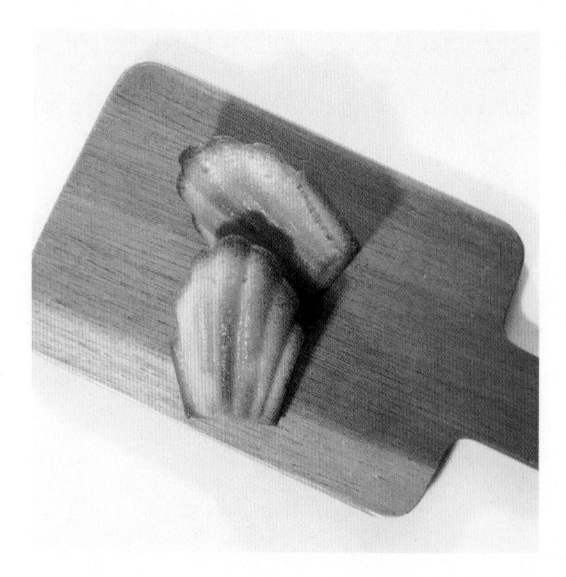

玛德莲蛋糕

一份糖为 2 个，
每个重量 15 克

法式甜点的种类很多，其中一个成品较接近一份糖的有玛德莲、费南雪、可露丽、马卡龙、小泡芙、烤布蕾、蝴蝶酥等，依成品大小糖量略有不同。这些甜点中，如果让我挑选3种，我会选可露丽、玛德莲、马卡龙，它们的外观近似一般的基本款甜点。可露丽及玛德莲可以分切后，小口品尝。

这个玛德莲蛋糕的配方，在材料中放了70克的糖及20克蜂蜜，相对面粉量较少，利用小烤模做出迷你的成品，一个约7.4克碳水，2个为一份糖。按步骤混合好的面糊要冷藏发酵6～10小时，之后才能送进烤箱。所以如果晚餐想吃到出炉成品，至少下午就要开始前置备料。

蜂蜜100克含糖61.5克，其中果糖33.4克，葡萄糖26.7克。果糖的代谢主要在肝脏，约一半转化为葡萄糖、1/4转化为乳酸，1/4转化为甘油三酯。各种糖的升糖指数由少到多依次为：果糖25、乳糖46、蜂蜜50、枫糖54、蔗糖65、椰棕糖70、玉米糖浆90、葡萄糖100。有人误以为蜂蜜不会升高血糖，其实蜂蜜虽然含果糖，但葡萄糖也不少。2020年我们有两位血糖代谢正常的同事，测试了20克一份糖的蜂蜜，分别在30及45分钟达到最高增量1.5及2.6毫摩/升。

材　料｜

鸡蛋	2个	低筋面粉	90克	无盐奶油	100克
细砂糖	70克	泡打粉	3克	蜂蜜	20克

模　具｜9连贝壳硅胶烤模

做　法｜

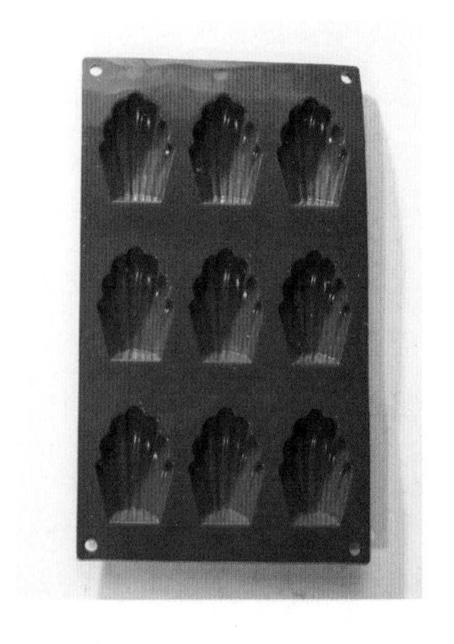

1 隔水加热将无盐奶油化开备用，但勿将奶油煮滚。
2 鸡蛋打入碗中，加细砂糖搅拌均匀至糖溶解。
3 加入过筛的低筋面粉与泡打粉至步骤2的蛋液中，搅拌均匀至无粉粒，呈现滑顺状。
4 将步骤1化开的奶油液分3次加入面糊中拌至光滑。

5 最后加入蜂蜜，搅拌均匀成浓稠滑顺的面糊，盖上保鲜膜，冷藏发酵6~10小时。

6 预热烤箱，上火190℃、下火200℃。

7 将面糊放置挤花袋中，挤入烤模约八分满，烘烤约15分钟至表面金黄即可出炉。

备注：可选用不粘烤模，较好脱模。

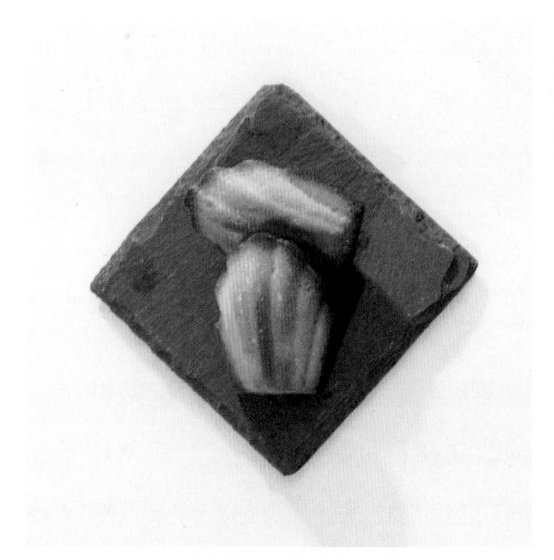

营养标示

（成品共19个，每个重量15克）

	每个
热量	81.6千卡
蛋白质	1.1克
脂肪	5.3克
饱和脂肪	3.7克
反式脂肪	0.1克
碳水化合物	7.4克
糖	4.9克
纤维	0.0克
钠	22.5毫克
钙	0.2毫克

◆小巧玛德莲蛋糕，2个为一份糖

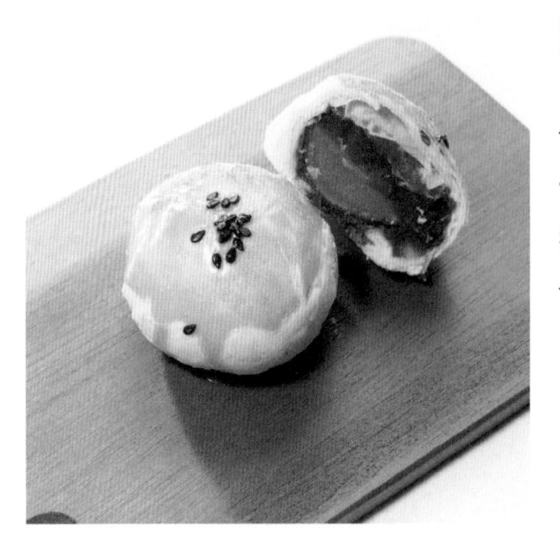

红豆沙蛋黄酥

一份糖为1个，
每个重量33克

2018年中秋节前，我首次计算中秋月饼的营养标示，讨论减糖月饼的配方，目标配方是两份糖。我发现营养和食物是两个维度。天然或是加工食材要考虑营养素，但菜肴本身有自己的配方，需兼顾美味及成品要求，并不只是按传统配方比例调整即可。从营养素角度可以设计食物，就像书中以餐盘方式呈现，但有局限性。更多时候，我们需要组合、分切食物，来达到营养素的要求。烘焙材料如绿豆沙、乌豆沙、枣泥、芋泥、肉松、鸭蛋黄、奶油、面粉等，从原料端就不同。依成品大小选择的模具不同，有时只好屈就于模具。饼皮和内馅的比例虽然可调整，但皮薄馅多，不一定做得出成品。

2019年9月，我们的“糖管理学苑”在网上公开了佳惠主厨研发的一份糖红豆沙蛋黄酥，之后连续2年，我们无偿将这个配方提供给位于台湾宜兰县的员山荣民医院的庇护工场“爱工坊”，支持“低糖月饼”的爱心活动。

在控制总糖量的前提下，35个成品总共只在饼皮上加了15克糖粉，主要目的是增添口感及上色，平均一个不到0.5克的糖粉，因此不用刻意舍去，最主要的添加糖来源其实是红豆泥。咸蛋黄只放得进去半颗的量，但并不影响口感。如果要放入整颗蛋黄，内馅豆泥及外面饼皮材料需使用更多，糖量会增加至2份。每年中秋节前，我都会重复提醒，将市售的月饼进行分切。一个通常有4份糖甚至更多。我的做法除了切好分食外，也会把多出来的分量放进冰箱冷冻室，再分次取出品尝。

材　料｜

A　油皮	
高筋面粉	75克
低筋面粉	75克
冰水	60毫升
糖粉	15克
无盐奶油	55克

B　油酥	
低筋面粉	150克
无盐奶油	75克

C　内馅材料	
红豆泥	520克
咸蛋黄	17.5颗

D　外观装饰	
黑芝麻	适量
蛋黄液	2个

做　法|

1 咸蛋黄浸泡米酒（材料分量外）10分钟，用150℃烤10分钟左右，放凉备用。

2 制作内馅。将C内馅材料的红豆泥分切成14.8克一个，再包覆半颗咸蛋黄，整成小球。

3 制作油皮。将A材料的无盐奶油软化后加入糖粉切拌均匀。再加入过筛的高筋面粉、低筋面粉和冰水混合均匀。搓揉至光滑均匀成团，用保鲜膜包起来发酵20分钟左右。

4 制作油酥。将B材料的无盐奶油软化后加入过筛的低筋面粉，用手揉至无颗粒状，揉成团即可（勿过度搓揉，以免出筋），包好，冷藏备用。

5 准备整形。将步骤3的油皮与步骤4的油酥分成35个，油皮一个8克，油酥一个6克。

6 用掌心将油皮压成扁平状，包入油酥，滚圆，收口捏紧朝上。

7 收口朝上，手掌压一下，再用擀面棍擀成牛舌饼状，光滑面朝下，由上往下卷起来（呈现“一”的形状）。

8 调个头呈现像数字“1”的形状，再用擀面棍由面团中间轻轻地往上、往下擀开。

9 擀开后，再由上往下轻轻地卷下来。

10 全部完成后，盖上保鲜膜，醒发10分钟左右。

11 面团螺旋状为左右边，用大拇指从中压下，两端螺旋状往中间折起，再将面团压扁、压平。

12 用擀面棍擀成小圆，光滑面朝下，放上步骤2的内馅，将面团捏成小圆，收口捏紧朝下。

13 将蛋液以绕圆方式涂抹面团上（刷上2次），撒上黑芝麻点缀，放入烤箱。

14 烤箱预热至170℃，上下火烘烤25～30分钟，烤至金黄即可。

备注：①各家烤箱烤温不同，需随时注意上色状况。

②烤约10分钟可先取出，用刷子绕圆方式刷一次，再入烤箱烘烤。

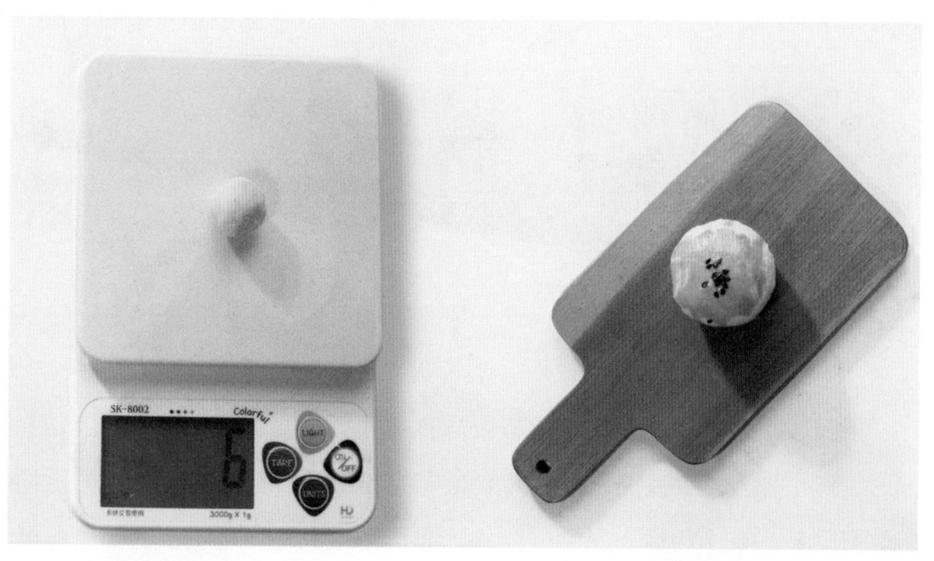

◆烘焙前与烘焙后

营养标示

（成品共35个，每个重量33克）

	每个
热量	109.1千卡
蛋白质	1.9克
脂肪	4.6克
饱和脂肪	2.9克
反式脂肪	0.1克
碳水化合物	15.0克
糖	6.4克
纤维	0.0克
钠	30.3毫克
钙	2.0毫克

凤梨酥

一份糖约 2 个，每个重量 22 克

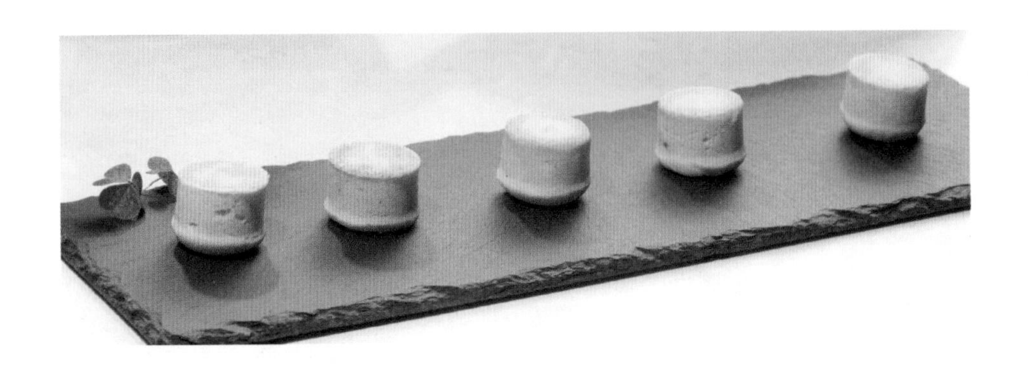

回想一下自己吃过最小个的凤梨酥有多大？我吃过最小的凤梨酥是立方形，一个碳水约5克。大部分市售的凤梨酥约2份糖。佳惠主厨研发的迷你版则是一个半份糖。除了糖粉外，添加糖也来自凤梨馅。面团冷藏静置时间只要半小时，从备料到成品的时间算快的。

各种菠萝（即凤梨）的风味及营养成分不同，每100克的含糖量，牛奶菠萝14.7克、甘蔗菠萝13.7克、金钻12.1克、甜蜜蜜9.7克。我在2020年测试过半份糖的金钻菠萝，30分钟血糖达到最高峰，增加了2.2毫摩/升。凤梨馅材料选用低糖土菠萝，每100克含碳水50克，非低糖的材料馅含碳水75克，馅料也可以自己调配，但添加糖仍少不了。这个版本一个内馅10克，饼皮13克，材料综合了面粉、奶油、奶粉、鸡蛋、糖粉。这个配方兼具口感，也说明不一定要使用代糖才能降低碳水量。

当面团需要发酵步骤，使用天然糖是最好的。凤梨酥的饼皮并不需要

发酵，如果将糖粉改成目前常用于烘焙的赤藻糖醇，这是天然代糖，其甜度是蔗糖的70%，这样的调整，每个成品的碳水会再减少1.5克。或是使用麦芽糖醇，其甜度是蔗糖的80%，口感也接近，1克2千卡，是葡萄糖的一半。要提醒的是，糖醇类和其他人工代糖一样，都有建议的上限，并不是对血糖影响小就可以多吃。

材　料｜

糖粉	70克	低筋面粉	300克	市售凤梨馅	460克
奶粉	30克	盐	1~2克		
鸡蛋	1个	无盐奶油	150克		

模　具｜SN/T3709马口铁烤模

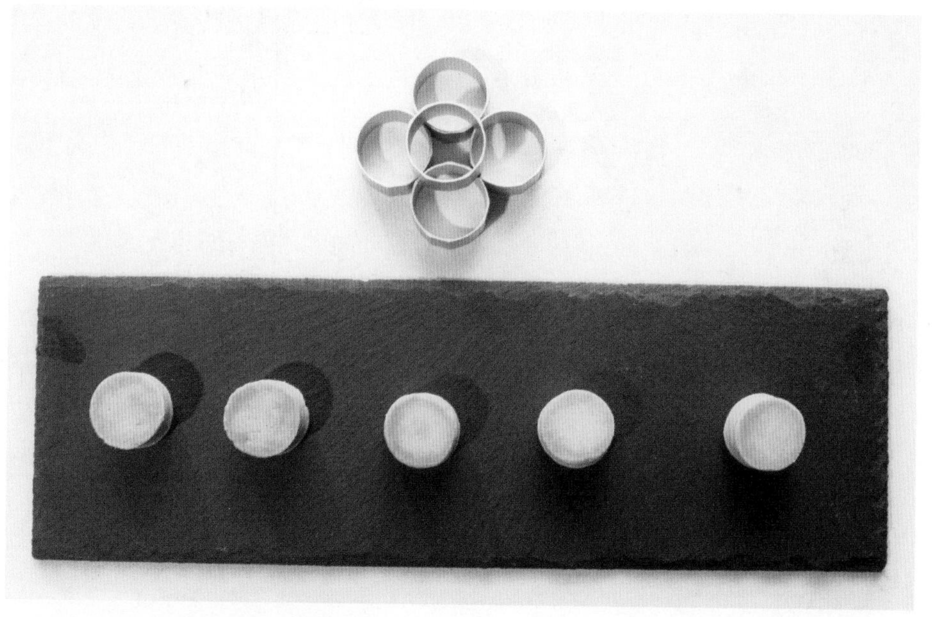

◆直径不到4厘米的迷你凤梨酥

做 法|

1 将蛋液打散，奶油于室温软化。
2 低筋面粉、奶粉和盐混合均匀，过筛备用。
3 将糖粉与软化的奶油混合均匀，打至蓬松，再慢慢加入蛋液拌匀，接着加入过筛的粉类揉拌至光滑面团（勿过度搓揉出筋）。
4 将面团包好放置冰箱冷藏30分钟左右（较好操作）。
5 称重凤梨馅（每个10克），分割面团（13克），共46个。
6 将面团擀成小圆，包入凤梨馅，收口朝下，滚圆。
7 包好的凤梨酥压入模具内，用手掌压紧压平。
8 烤箱预热至150℃，上下火烘烤约30分钟。

备注：各家烤箱烤温不同，需随时注意上色状况。

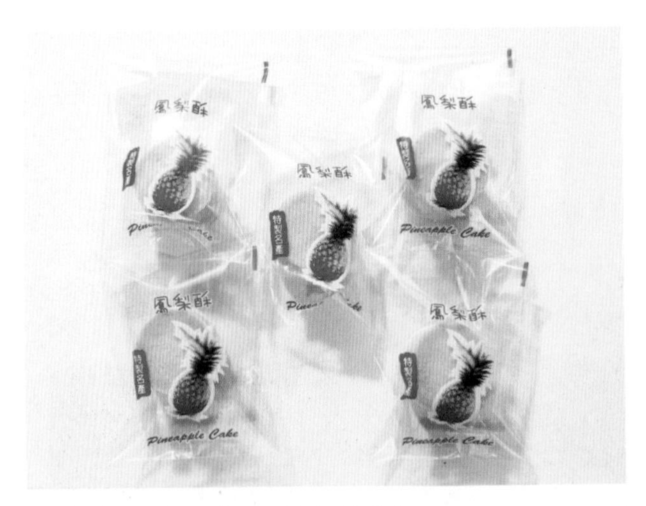

◆包装后相当可爱，送礼也很适合

营养标示
（成品共46个，每个重量22克）

	每个
热量	67.6千卡
蛋白质	1.0克
脂肪	3.8克
饱和脂肪	2.7克
反式脂肪	0.1克
碳水化合物	7.6克
糖	3.5克
纤维	0.0克
钠	31.7毫克
钙	2.0毫克

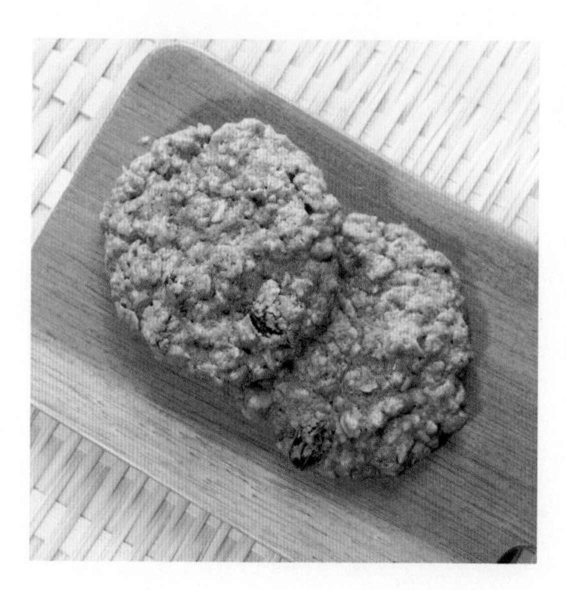

黑糖葡萄干燕麦饼干

一份糖约 1 片，
每片重量 26 克

光是“黑糖葡萄干燕麦饼干”这个名称，就可以想象其甜味，制作程序简单，是不易失败的入门选项。此配方可做出85块成品，数量是蛮多的，如要减量，可以自己算好配方比例调整。手工饼干制作完成后，要注意密封防潮保存，保存期约14天，放于冰柜可延长到6个月。

白糖、冰糖、红砂糖都是100%碳水化合物的糖，再制黑砂糖是94%。古法手工黑糖（红糖、糖蜜）是72%，除蔗糖外，含少量果糖及葡萄糖。白糖及冰糖不含矿物质，其余有少量钠、钾、钙、镁。烘焙会依配方选用砂糖、糖粉、黑糖、枫糖浆、蜂蜜等，带出不同甜味、香气、色泽和口感。这些糖在配方选用上并没有营养素的考量，也没有所谓的“健康的糖”。

葡萄干是含糖量最高的天然果干之一，每100克净糖量73克。无加糖的芒果及菠萝，碳水和葡萄干相近。其他的加糖果干，除了柠檬及番石榴外，碳水大多超过75克。

坚果常出现在烘焙糕点中，主要的营养素是脂肪，每100克中有45～75克，蛋白质有10～27克。100克的坚果及种子净糖量为：腰果26.7克、南瓜子13.4克、葵花子11.0克、杏仁果10.5克、核桃7.0克、榛果7.0克、夏威夷果6.6克、开心果6.4克、核桃5.8克、松子5.0克。饮食建议中每天一把坚果，约25克，热量140～180千卡。在这个配方中，一块饼干中的核桃为2.8克，提供1.9克脂肪。一块饼干的总热量135千卡，接近一块杏仁瓦片（碳水12克、脂肪9.2克、蛋白质4.8克）。

材　料

材料	用量	材料	用量	材料	用量
无盐奶油	480克	燕麦	450克	葡萄干	240克
黑糖	450克	低筋面粉	450克	生核桃	240克
鸡蛋	120克	小苏打粉	6克		

做　法

1 生核桃放入烤箱，以150℃烘焙10分钟备用。

2 无盐奶油切片放于室温，待软化后加入黑糖搅拌融合。

3 混合好的奶油加入鸡蛋液，慢慢分次加入，搅拌均匀。

4 低筋面粉与小苏打粉过筛后，一同加入奶油中搅拌混合。

5 加入燕麦、核桃、葡萄干一同拌匀。

6 总面团分割成一个28克，共85个，用掌心稍微压扁（不要压太平）。

7 烤箱预热至180℃，上下火焙烤15～20分钟，即可出炉。

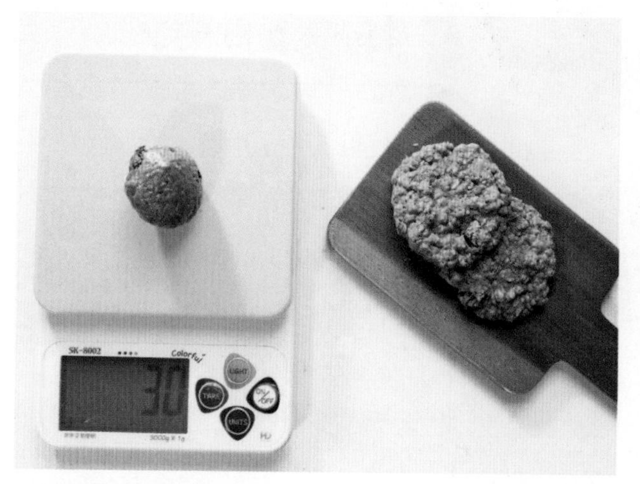

◆烘烤前、烘烤后

营养标示
（成品共85片，生重28克，熟重约26克）

	每个
热量	134.8千卡
蛋白质	1.8克
脂肪	7.4克
饱和脂肪	3.7克
反式脂肪	0.1克
碳水化合物	15.1克
糖	7.1克
纤维	0.5克
钠	3.7毫克
钙	1.3毫克

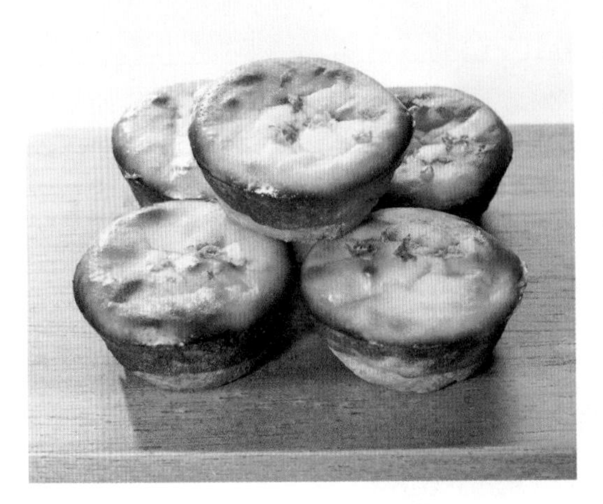

柠檬奶酪球

一份糖约 5 个，
每个重量 16.5 克

赤藻糖醇口感上略带清凉，很适合用于柠檬奶酪球，还可让碳水量更低，成品一个才3.0克。一份糖约5个，总计蛋白质有8克，脂肪约23.5克，热量304.5千卡，对烘焙甜点而言，蛋白质算是多的。

玉米粉100克，含碳水88克，虽然也可用来勾芡，但大多使用在烘焙上，因为吸水性强，可以增加松软的口感。所有的料理用粉每100克碳水含量都比米（小于78克）、面（小于79克）高，莲藕粉88克、木薯粉87克、番薯粉86克，淀粉84克，葛根粉82克、糯米粉82克。一份净糖的多谷粉约22克，直接冲泡很方便，可增加膳食纤维摄取，但糖量比例并不低。多谷粉加燕麦片，等于碳水再加碳水，要留意计算糖量。

这个奶酪球配方用了奶油及奶油奶酪，奶油主要营养成分是脂肪，每100克含脂肪83克；奶油奶酪则综合了3种宏量营养素，每100克含蛋白质7～10克、脂肪30～34克、碳水2.4～5.5克，碳水及脂肪量比其他奶酪类多一点，蛋白质含量算少的。帕玛森奶酪的蛋白质及含钙量最高，每100克含36克蛋白质。卡门倍尔（Carmembert）及布里（Brie）是软质奶酪，碳水低至可忽略不计，蛋白质20克、脂肪25克。蓝纹奶酪的碳水是1克、蛋白质17～20克、脂肪30～33克。莫泽瑞拉（Mozzarella）的碳水和奶油奶酪相近、蛋白质20克、脂肪20克，是热量较低的天然奶酪。

材　料｜

A　饼干底		B　柠檬奶油奶酪内馅	
无盐奶油	80克	奶油奶酪	430克
赤藻糖醇	10克	赤藻糖醇	50克
盐	1克	玉米粉	30克
全蛋液	25克	鸡蛋	2个
玉米粉	10克	柠檬汁	90克
低筋面粉	100克		

模　具｜12连杯圆形蛋糕模

做　法

1. 制作饼干底。A材料的无盐奶油、赤藻糖醇、盐搅拌均匀，再加入蛋液拌匀。接着加入过筛后的低筋面粉和玉米粉，用刮刀压拌成团，饼干底完成。

   备注：面团较湿软，冰过会较好操作。

2. 将饼干底面团，分成每个5克放置于模具内，放入预热好的烤箱，以上火190℃、下火130℃烘烤13分钟。
3. B材料的奶油奶酪隔水加热，软化后加入赤藻糖醇，再分次加入蛋液，最后倒入柠檬汁和过筛的玉米粉。
4. 将奶酪挤入饼干模具内，放入烤箱以上下火180℃烤15分钟，再用100℃烤10～15分钟（表面上色即可）。

   备注：① 记得趁热脱模，不易粘；

   ② 每个重量会因为奶酪多寡有误差，但糖量不会差太多。

   ③ 出炉后表面撒上柠檬皮会更香。

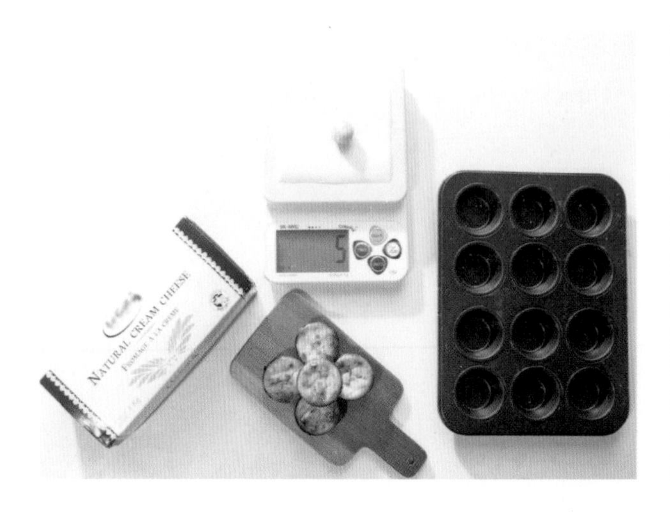

营养标示
（成品共44个，每个重量约16.5克）

	每个
热量	60.9千卡
蛋白质	1.6克
脂肪	4.7克
饱和脂肪	2.9克
反式脂肪	0.1克
碳水化合物	3.0克
糖	0.2克
纤维	0.0克
钠	25.3毫克
钙	0.2毫克

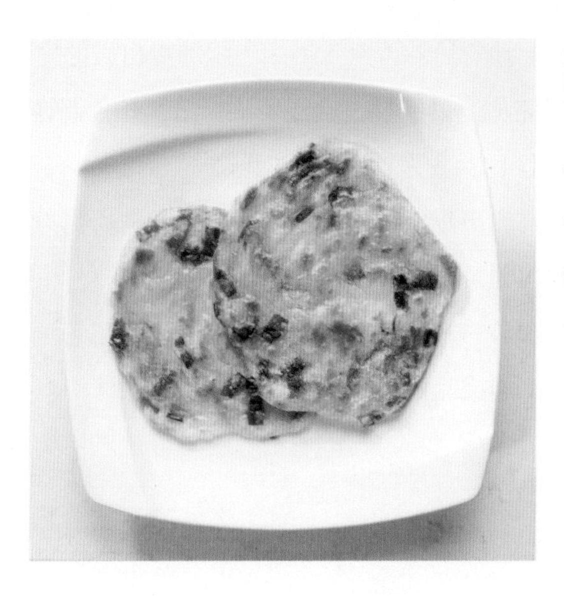

葱油饼

一份糖约 1 片，
每个重量 35 克

葱油饼是美味、方便的早餐，这道食谱很适合没有学过西式烘焙的人。一次成品的分量可以自己按比例调整，建议可以一次完成20块，或将材料减半做10块，每一块用塑料袋分装，冷冻保存，想吃时随时取用，相当方便。

葱油饼回热的速度很快，我的方式是不解冻，直接放进煎锅，盖上锅盖以小火加热，待面体熟透后再翻面，这时第一面已经微焦，翻面后一样加盖，很快就可以起锅。使用不粘锅可以完全不用加油，其他锅具可以用油刷，更易控制油量。

葱油饼加蛋是最基本的味道变化，只要先备料，打好蛋，将蛋饼起锅，不用熄火，视锅具及油量，可不加或是再刷一下油，将蛋液置入锅内，把蛋饼放在蛋液上，蛋熟即可。一份糖的蛋饼比较小块，两个蛋液量可将蛋皮反折，就是蛋包蛋饼。想加些蔬菜的话，也可以先切丁或切丝，烫熟放凉，在加蛋之前和蛋液一起拌匀后，再放入锅中。添加蛋白质的另一个选择是奶酪片，一片全脂奶酪片热量约60千卡、蛋白质3.5克、脂肪5.0克，低脂奶酪片约48千卡、蛋白质4.3克、脂肪3.0克。

自备早餐是执行减糖饮食重要的历程。提早一些时间起床，利用空当时间先备料，就能享用一份不匆忙的营养早餐。早餐是夜间肝糖释放，生理激素拉高血糖的延伸时段，很容易造成餐后高血糖。自己下厨准备早餐，无论自行制备还是成品分切、半成品加料，都比外食更容易控糖，也能培养自己对食物的认识及兴趣。

材　料｜

中筋面粉	400克	盐	0.5克 （一个面皮）	植物油	8克 （煎葱油饼用油）
水	280克	植物油	3克 （揉一个面皮用油）		
葱	5~6根				

做　法｜

1 中筋面粉与水混合成团，成团后盖上湿布醒面20分钟。

备注：①此面团很湿，揉的时候切勿多加面粉，以免影响口感。

②揉好的面团扣掉损耗，重量有660克左右。

2 切葱花备用。

3 将步骤1的面团分割成每个33克，共20个。

4 分割好的面团擀平，加0.5克盐再擀一下，并淋油揉和并擀平（整个面团表面都要有油）。

5 葱花平均铺在面团上，从底部往前推擀成长条状，将左右两侧用手按压着，接着开始转（像拧毛巾一样），再将它绕圈盘起来。

6 发酵20～30分钟，压平饼坯，厚薄度看个人口感调整。

7 热锅，煎的时候倒一点油，两面煎至微焦即可。

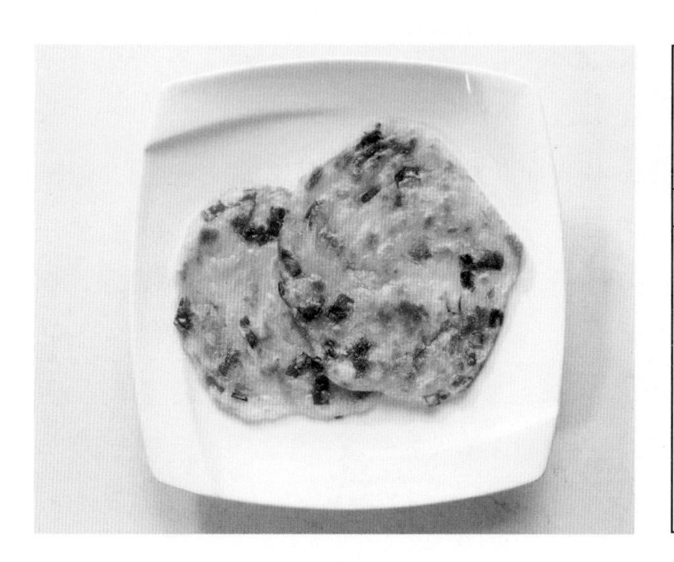

营养标示

(未计算煎葱油饼油量)

（成品共20片，每片重量约35克）

	每片
热量	182.1千卡
蛋白质	2.4克
脂肪	11.7克
饱和脂肪	1.7克
反式脂肪	0.0克
碳水化合物	14.6克
糖	0.0克
纤维	0.0克
钠	0.2毫克
钙	0.0毫克

后记

除了饮食，也请加入运动

回忆我从上幼儿园起，就知道自己的右腿跟别人长得“不一样”，为了和弟妹及同伴一起玩耍，跌跤、扭伤是家常便饭。即使如此，我小学和中学时都是步行往返学校，体育课也从未缺席过，高中军训课踢正步操照样参加。老师们看着患有小儿麻痹症的我，总会给及格以上的分数。

我的体重在刚上大学时是52千克，之后因为没有固定的体育课，体重在毕业时已逼近60千克。进入职场后，买过跑步机、学过高尔夫、上过瑜伽课，1990年至2016年间体重最高到78千克（我身高163厘米）。期间也试着减重，戒了夜宵，但就和许多人的经验一样，减重后又会复胖，一次比一次更难减，直到同步启动饮食及运动调整。

不让身体限制，成为不运动的借口

不只是小儿麻痹症让我的运动受到了限制，38岁时我因眼睛虹膜炎发作，进一步检查诊断出僵直性脊椎炎，肌膜疼痛也困扰了我2年，52岁颈椎椎间盘突出，53岁因膝关节炎进行自体血小板增生治疗……这些接踵而至的身体不适并没有阻碍我从2016年起，渐进培养出对运动的学习和喜爱，并将其融入日常生活中。

少坐多站，能走就走，是我的基本活动量。避免久坐对代谢与健康有益已经确立，也是医学上对增加身体活动量、避免静态生活的基本建议。我平均一周有32小时得坐着工作，这还不包括用餐的时间，我相信这也是大部分人的情况。职场工作的环境各有不同，每间隔1小时甚至更短的时间离开座位，无论是起身打水，还是上洗手间，都是中断久坐的方法。

离开工作场域，我就力行能站就不坐下。只要不赶时间，外出时，半小时脚程能到达，尽量用走路；超过1小时，也会衡量时间，加入当天的运动规划。上楼梯是肌力及有氧的双重训练，下楼梯则需放慢脚步，才是安全及降低膝关节冲击的方法，无论上下楼梯我都会轻握扶手，做好防护。

打破静态生活，先从多走路开始

想要运动，可以从走路开始，这是适合每一个人的方式，特别是体重过重及欠缺运动的人。“日行万步，健康保固”这句大家耳熟能详的话，可以作为打破静态生活的初始目标，但这对要达到体重及血糖持续下降，甚至是防止复胖或糖化血红蛋白回升的目标，以长期来看，对大多数的人是不够的。无论走路或是其他运动，建议以2周为间隔期，尽量让身体活动量再多一些，包括每周天数、每次时间、心肺负荷、肌力负重或组数、训练项目，这在开始运动计划的第一年是很重要的，大脑下丘脑的自我调节，基本上是阻挡热量负平衡，防止体重减少。

通过饮食与运动减重，低糖加上些许的热量调整，已经减少了糖类营养素及热量摄取。这部分只需要坚持糖量控制的饮食调整，并不需要一直调降。如果不改善运动习惯，身体会因熟悉习惯性活动与下视脑调整，热量消耗会逐渐递减。因此，我们要有运动员的精神，未达体重或血糖改善目标前，需有毅力不断突破自己的“运动成绩单”。

饮食+运动，血糖代谢的改善效果更好

每个人的运动喜好不同，以运动对人体的机能来说，可区分为肌力、有氧、平衡、伸展四个项目。其中以有氧运动对心肺功能、减重、改善血糖代谢的效果最好，但别误认为只做有氧运动就行了。多样化的运动训练组合，可以为身体带来不同的好处，而且不容易厌倦。况且，肌力训练、平衡及伸展运动，都是增加有氧运动的必要基础训练。

我1周至少运动5天，因为小儿麻痹症的关系，跑步容易受伤，所以没有选择跑步。过去是用滑步机（椭圆机）做有氧训练。在院内我们有做运动时的血糖观察，对于降血糖来说，餐后运动容易看到血糖下降；对照有氧跟肌力训练，单位时间内有氧运动降得更多。根据这个观察结果，我调整了肌力训练时间，只维持1周2次，放缓重量增加的目标。相对地，做更多高强度间歇训练，包括利用哑铃做速度快的自由重量训练，等于是拿着重量做高强度运动，同步增强了心肺训练。

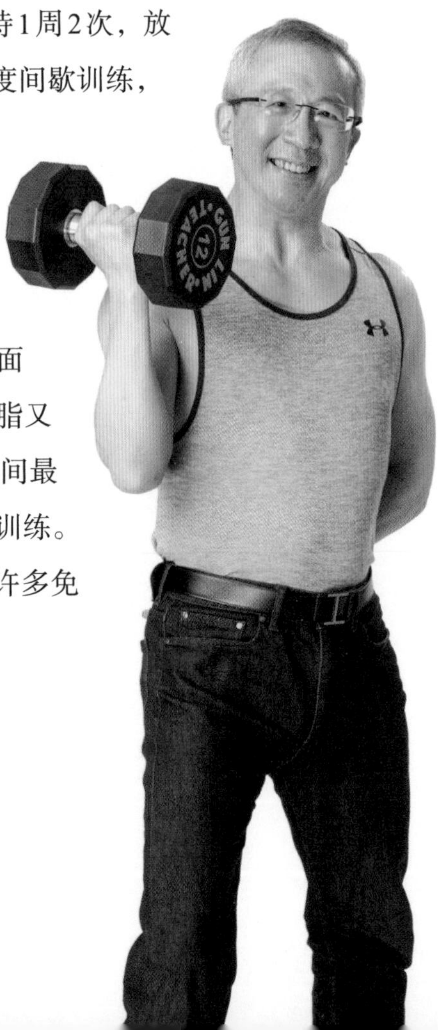

我自己的糖化血红蛋白一直在5.7%左右，但饮食已经维持一份糖了，所以也面临瓶颈。经过一年的高强度间歇运动，体脂又下降了一些，糖化血红蛋白降至5.5%。期间最大的改变，就是运动方式改为高强度间歇训练。大家可自行上网搜寻“HIIT”，网络上有许多免费资源，适合本身已有基本运动习惯的人。

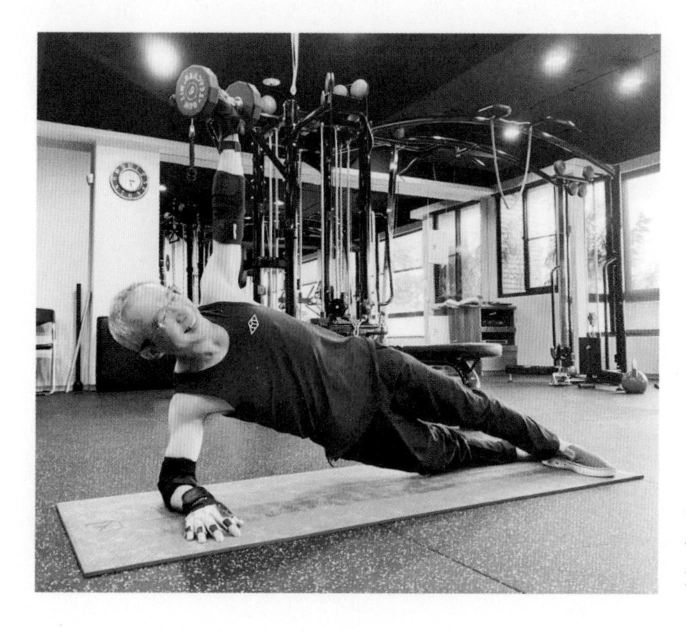

◆我1周至少运动5天，包括肌力训练、心肺有氧等

不论几岁开始，运动不嫌迟

运动是一件很愉快的事，从被动到主动，是需要学习的。不管是跑步班或是肌力训练课程，经过指导老师协助基础动作训练与提醒，肢体动作会变成更灵敏的惯性，例如拿重物的时候会先蹲下来再抱起来，腰部就不易受伤。以前因为小儿麻痹症的原因，脚经常扭伤，自从开始做深蹲与肌力训练之后，就再也没有扭伤过，因为出力的方式经过反复训练，神经支配迅速启动我的臀肌，跨出去的每一步，脚都确实抬起来。所以我会建议大家若是完全没有运动基础，跟着教练做一点自主重量训练，从训练中不断增加自己的活动力，参与各种类型的活动，会有所帮助。

健康是靠经营饮食与运动而来的，越早开始越好。如果你和我一样，在忙碌的工作中，因少动及体重上升而面临血糖上升、血压上升、肥胖的问题，那么，请加入运动！不论此刻是几岁，开始改变，永不嫌迟。

附录 1

快速掌握一份糖 ①

米面类

“133 低糖餐盘”每餐吃一份糖 = 15 克碳水化合物，

只要使用家中碗（240 毫升）、免洗汤匙、量杯，即可掌握分量。

可直接剪下或是复印，贴在冰箱上，方便查询。

解答：白米饭 1/4 碗、煮熟拉面三分满碗、薄吐司 1 片、苏打饼干 3 片。

米类的一份糖分量

食物名称	一份糖分量	食物名称	一份糖分量
五谷粉	2匙免洗汤匙	白米饭	40g = 1/4碗
米粉（干）	20克	米粉（湿）	30~50克=八分满碗
河粉（湿）	25克	粥（稠）	125克=半碗

面类的一份糖分量

食物名称	一份糖分量	食物名称	一份糖分量
燕麦片	20克=3匙免洗汤匙	馄饨皮	30克=3~7张
麦粉	20克=4匙免洗汤匙	餐包	30克=1个（小）
苏打饼干	20克=约3片	吐司（薄）	30克=约1片（10厘米×10厘米×1厘米）
烧饼	20克=约1/4个	冷冻馒头	30克=约1/3
通心粉（干）	20克=熟的八分满碗	油面	45克=三分满碗
拉面（生）	25克=熟的三分满碗	面条	60克=半碗
面线（干）	25克=熟的八分满碗	锅烧面（熟）	60克=半碗
饺子皮	30克=约3张		

一份糖小测验
想要变化一份糖主食，可以怎么吃呢？
可以试着想想看，解答请见前一页。
一份糖
可以怎么吃
=
白米饭_____碗
煮熟拉面_____碗
薄吐司_____片
苏打饼干_____片

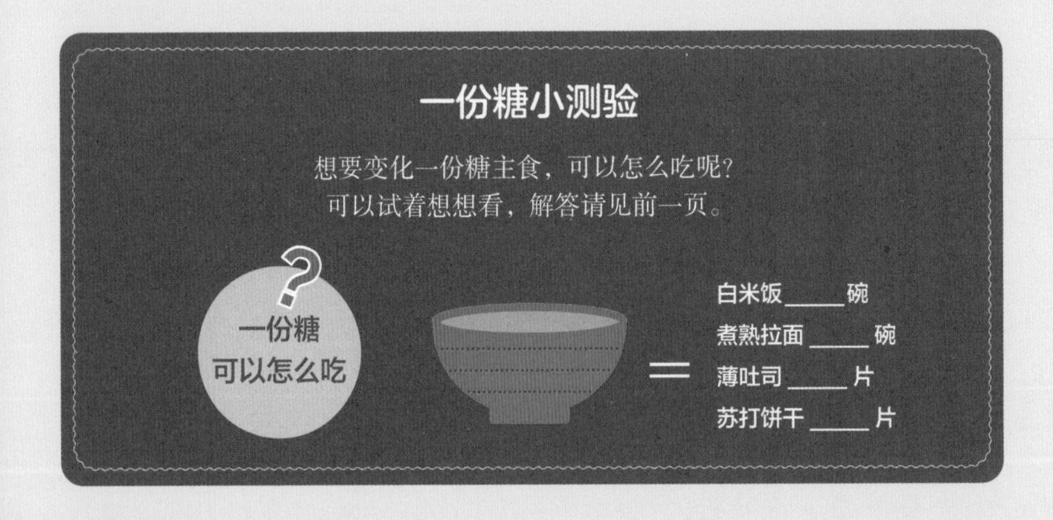

附录 2

快速掌握一份糖 ②

根茎杂粮类&乳品类

“133低糖餐盘”每餐吃一份糖 = 15克碳水化合物，

只要使用家中碗（240毫升）、免洗汤匙、量杯，即可掌握分量。

可直接剪下或是复印，贴在冰箱上，方便查询。

根茎杂粮类的一份糖分量

食物名称	一份糖分量	食物名称	一份糖分量
薏米	20克＝1.5匙免洗汤匙	菱角	60克＝8粒
栗子（干）	20克＝3粒（大）	山药	80克＝半碗
莲子（干）	25克＝40粒	南瓜	85克＝半碗
红薯	55克＝1/2个（小）	玉米或玉米粒	85克＝2/3根
芋头	55克＝半碗	土豆	90克＝半碗
红豆、绿豆、花豆	25克＝2匙免洗汤匙	御豆	65克＝半碗

其他食物的一份糖分量

食物名称	一份糖分量	食物名称	一份糖分量
粉丝（干）	15克＝半把	小汤圆	30克＝2匙免洗汤匙
藕粉	20克＝3匙免洗汤匙	白年糕	30克＝2匙免洗汤匙
粉圆（波霸）	30克＝熟2匙免洗汤匙＝10颗	猪血糕	35克
蛋饼皮、葱油饼皮（冷冻）	35克	萝卜糕	50克＝约6厘米×8厘米×1.5厘米
米苔目（湿）	50克＝1平碗	芋头糕	60克＝约6厘米×8厘米×2厘米

乳品类的一份糖分量

食物名称	一份糖分量	食物名称	一份糖分量
全脂鲜奶	1杯＝240毫升	全脂奶粉	35克＝4匙免洗汤匙
低脂鲜奶/低脂奶酪	1杯＝240毫升/2片	低脂奶粉	25克＝3匙免洗汤匙
脱脂鲜奶	1杯＝240毫升	脱脂奶粉	25克＝2.5匙免洗汤匙
无糖酸奶	1杯＝240毫升		

附录 3

快速掌握一份糖 ③

水果类

“133 低糖餐盘”每餐吃一份糖 = 15 克碳水化合物，

大约是1个拳头的分量，或是碗装八分满，

只要使用家中碗（240 毫升）、免洗汤匙、量杯，即可掌握分量。

解答：香蕉 1/2 根、百香果约 2 个、红瓤西瓜 180 克。

可直接剪下或是复印，贴在冰箱上，方便查询。

水果类的一份糖分量

食物名称	一份糖分量	食物名称	一份糖分量
榴梿	45克=约2平匙	百香果	140克=约2个
释迦果	60克	玫瑰桃	145克
香蕉	70克= 1/2根	水梨	145克
樱桃	80克	水蜜桃	145克
红毛丹	80克	木瓜	150克
葡萄	85克	芒果	150克
桂圆	90克	哈密瓜	150克
荔枝	100克	番石榴	160克
巴梨	105克	草莓	160克
猕猴桃	105克	莲雾	165克
菠萝	110克	葡萄柚	165克
苹果	115克	柚子	165克
李子	120克	杨桃	170克
柑橘	120克	红瓤西瓜	180克
柳橙	130克	小番茄	220克
枣子	130克		

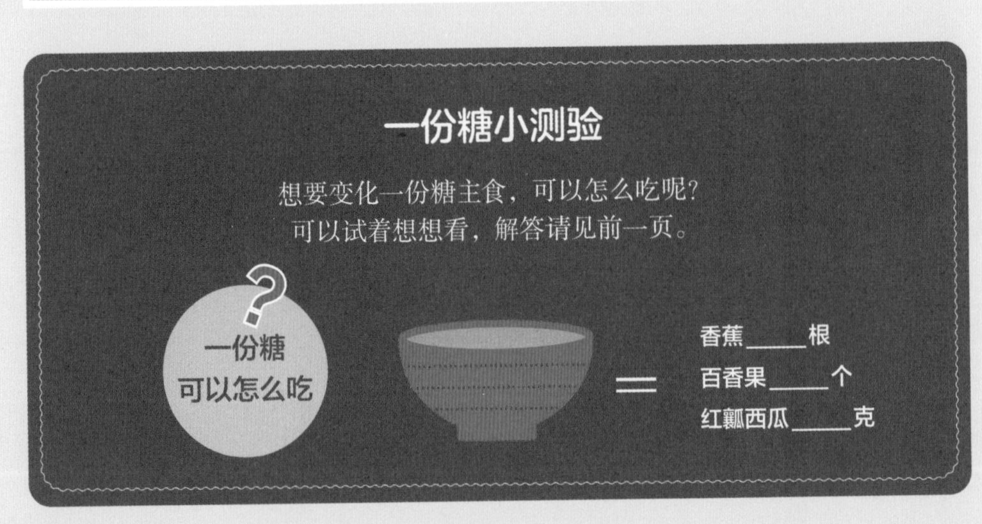

附录 4

“豆鱼蛋肉类”的手掌测量法

“133低糖餐盘”每餐至少需吃3份蛋白质，可利用自己的手掌来测量“豆鱼蛋肉类”的分量，不过每个人的手掌大小不同，先测量一下自己的手掌大小，较能准确估算出分量。

可直接剪下或是复印，贴在冰箱上，方便查询。

小型手掌

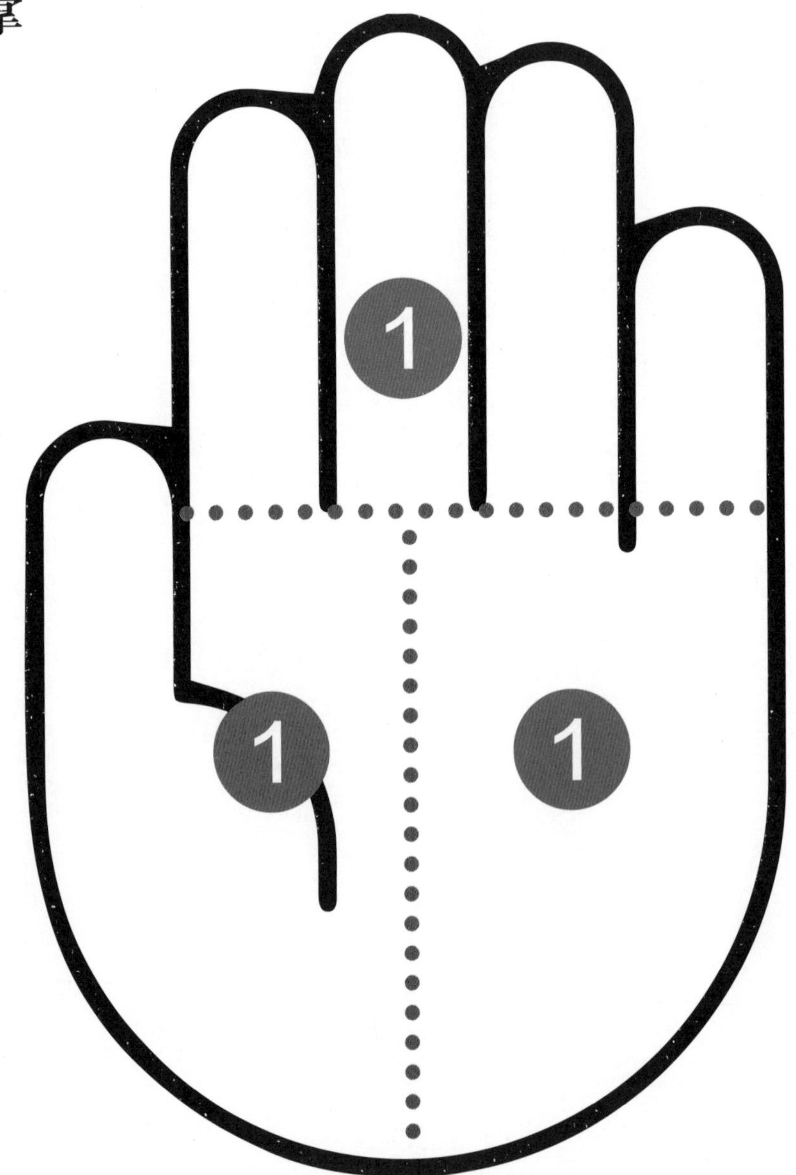

注1：此为百分百等比例大小。

注2：此手掌大小代表有3份豆鱼蛋肉类。

注3：身高低于165厘米者（手掌大小因人而异）。

中型手掌

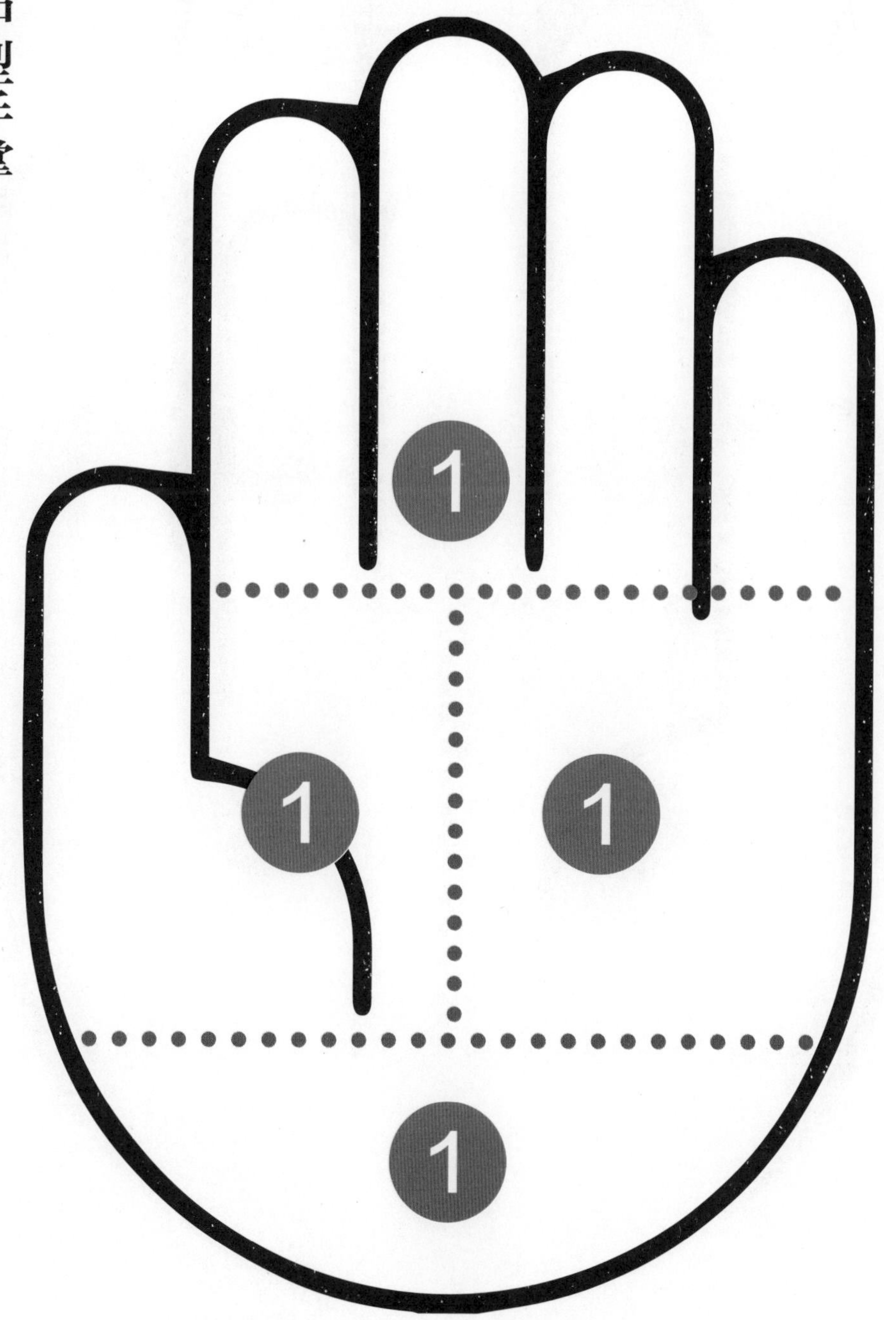

注1：此为百分百等比例大小。

注2：此手掌大小代表有4份豆鱼蛋肉类。

注3：身高介于165～175厘米者（手掌大小因人而异）。

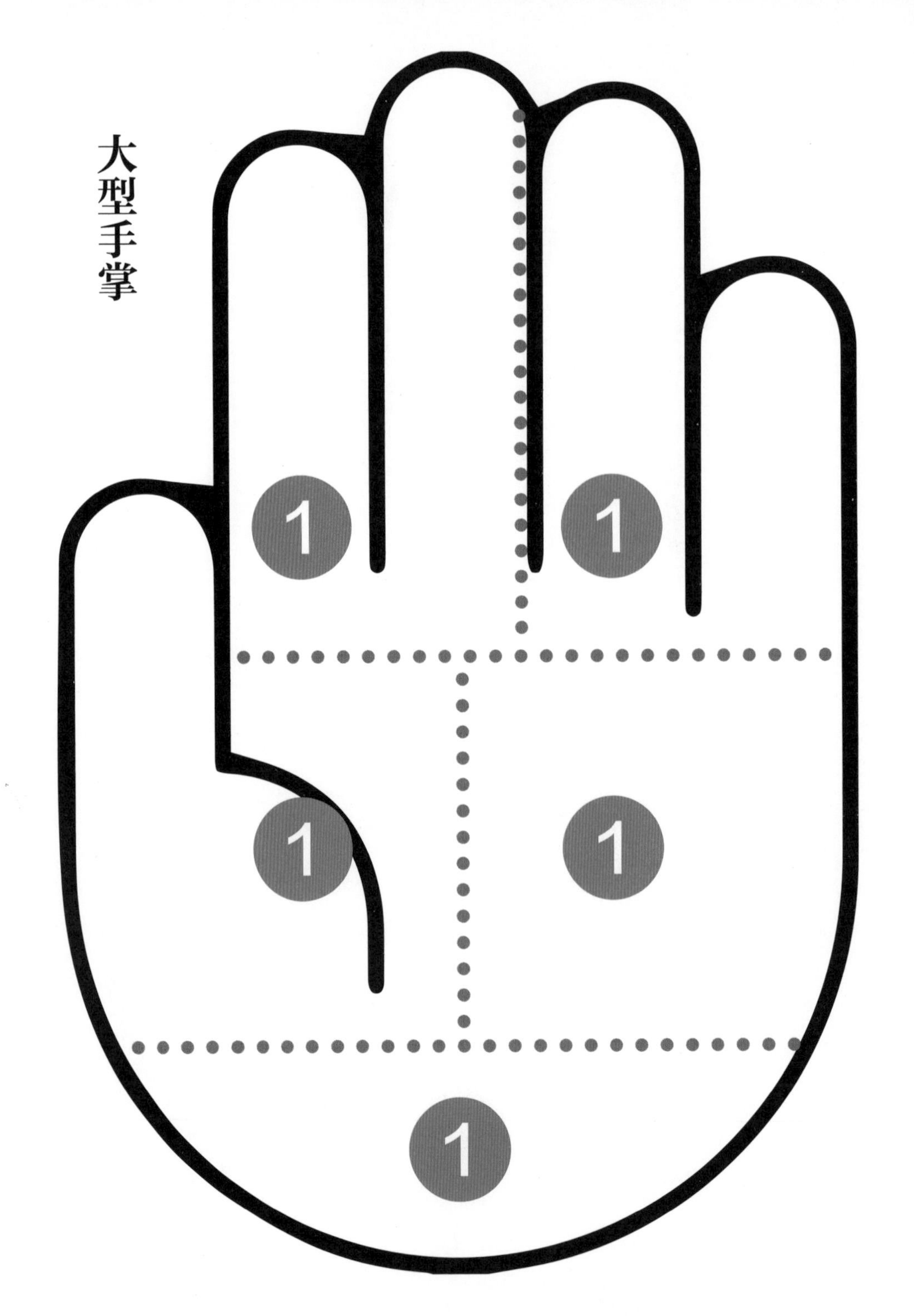

注1：此为百分百等比例大小。

注2：此手掌大小代表有5份豆鱼蛋肉类。

注3：身高大于175厘米者（手掌大小因人而异）。

附录 5

糖尿病患者的控糖日记

可直接剪下或是复印，贴在冰箱上，方便查询。

【范例】

项目	早餐前／后		午餐前／后		晚餐前／后		睡前／半夜
时间	07:20	09:20	12:00	14:10	18:30	19:00	23:00
血糖	5.0 毫摩/升	11.8 毫摩/升	7.6 毫摩/升	6.5 毫摩/升	7.7 毫摩/升	10.3 毫摩/升	9.3 毫摩/升
糖类（碳水）	57克		30克		45克		15克
胰岛素	速效5单位		速效6单位		速效6单位		速效8单位
饮食内容	*奶粉3匙 *黑咖啡少许 *肉包1个		*便当饭1/3盒 *瘦肉手掌心大1块 *香肠1根 *炒蔬菜		*饭八分满碗 *炒蔬菜1碗 *吻仔鱼2匙 *排骨菜头汤1碗（菜头半碗、排骨2小块）		苹果八分满碗
运动种类与时间	20:00走路30分钟						
特殊事件与时间	16:30血糖3.1毫摩/升，葡萄糖水1包						

【我的控糖日记】

项目	早餐前／后		午餐前／后		晚餐前／后		睡前／半夜
时间							
血糖							
糖类（碳水）							
胰岛素							
饮食内容							
运动种类与时间							
特殊事件与时间							

【我的控糖日记】

项目	早餐前 / 后		午餐前 / 后		晚餐前 / 后		睡前 / 半夜
时间							
血糖							
糖类（碳水）							
胰岛素							
饮食内容							
运动种类与时间							
特殊事件与时间							

【我的控糖日记】

项目	早餐前 / 后		午餐前 / 后		晚餐前 / 后		睡前 / 半夜
时间							
血糖							
糖类（碳水）							
胰岛素							
饮食内容							
运动种类与时间							
特殊事件与时间							

图书在版编目（CIP）数据

减糖瘦身133餐盘法 / 游能俊，周玉琴著. —北京：中国轻工业出版社，2024.3

ISBN 978-7-5184-4779-4

Ⅰ. ①减… Ⅱ. ①游… ②周… Ⅲ. ①减肥—食谱 Ⅳ. ① TS972.161

中国国家版本馆 CIP 数据核字（2024）第 005111 号

责任编辑：何　花　　责任终审：劳国强　　设计制作：锋尚设计

策划编辑：何　花　　责任校对：朱　慧　朱燕春　　责任监印：张京华

出版发行：中国轻工业出版社（北京鲁谷东街5号，邮编：100040）

印　　刷：北京博海升彩色印刷有限公司

经　　销：各地新华书店

版　　次：2024年3月第1版第1次印刷

开　　本：710×1000　1/16　印张：14.5

字　　数：200千字

书　　号：ISBN 978-7-5184-4779-4　定价：59.80元

邮购电话：010-85119873

发行电话：010-85119832　010-85119912

网　　址：http://www.chlip.com.cn

Email：club@chlip.com.cn

230869S2X101ZYW